美学修复牙体预备

Tooth Preparation in Esthetics Prosthodontics

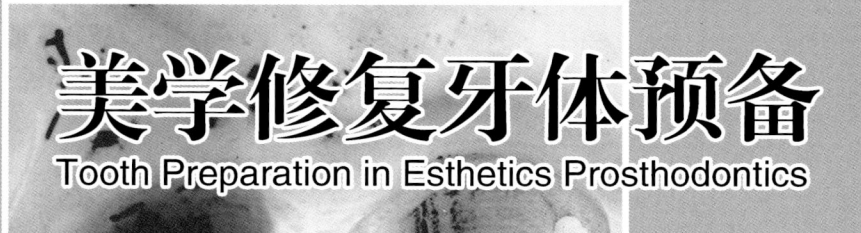

主编　刘　峰

编者　刘　峰　李　祎

　　　师晓蕊　徐明明

人民卫生出版社

图书在版编目（CIP）数据

美学修复牙体预备/刘峰主编． —北京：人民卫生
出版社，2013.3
口腔美学修复实用教程
ISBN 978-7-117-16918-9

Ⅰ.①美… Ⅱ.①刘… Ⅲ.①牙体-修复术-教材
Ⅳ.①R781.05

中国版本图书馆 CIP 数据核字（2013）第 017774 号

人卫智网　**www.ipmph.com**	医学教育、学术、考试、健康，	
	购书智慧智能综合服务平台	
人卫官网　**www.pmph.com**	人卫官方资讯发布平台	

美学修复牙体预备

主　　编：刘　峰
出版发行：人民卫生出版社（中继线 010-59780011）
地　　址：北京市朝阳区潘家园南里 19 号
邮　　编：100021
E - mail：pmph @ pmph. com
购书热线：010-59787592　010-59787584　010-65264830
印　　刷：三河市宏达印刷有限公司
经　　销：新华书店
开　　本：710×1000　1/16　　印张：6.5
字　　数：117 千字
版　　次：2013 年 3 月第 1 版　　2024 年 7 月第 1 版第 11 次印刷
标准书号：ISBN 978-7-117-16918-9
定　　价：48.00 元
打击盗版举报电话：010-59787491　E-mail：WQ @pmph. com
质量问题联系电话：010-59787234　E-mail：zhiliang @pmph. com

主 编 简 介

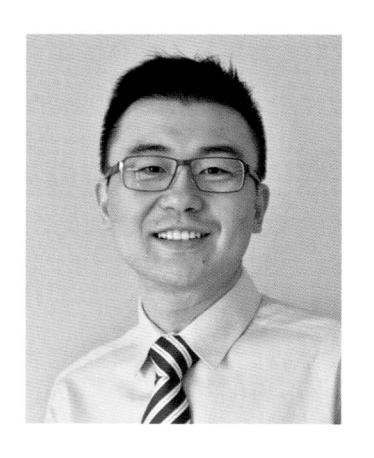

　　刘峰,副主任医师,北京大学口腔医院门诊部副主任、门诊部培训中心主任、综合科主任,北京大学口腔医院教学质量管理委员会委员,中国整形美容协会口腔整形美容分会委员,中华医学会美容整形分会口腔美容学组委员,美国美容牙医学会(AACD)会员,国际计算机牙科学会(ISCD)认证培训师。专业方向为口腔美容修复、种植修复、CAD/CAM 修复、口腔色彩学、口腔临床摄影等方面。

　　先后出版主编主译《口腔数码摄影》、《口腔美学修复临床实战》、《口腔美学比色》、《美从牙开始》、《美容口腔医学》、《口腔数码摄影(第二版)》、《纤维桩修复技术》等专业著作,在核心期刊发表专业论著、讲座四十余篇。

备牙者，惟手熟尔？

——作者自序

牙体预备，是美学修复最基本的技术手段，是每一个口腔修复临床医生最初入门时就要学习、练习的最基本专业技能。

在多年的临床工作以后，我们会发现，自己掌握的治疗形式可能立体了很多，设计的治疗方案可能复杂了很多，可以运用的修复材料可能丰富了很多，但是，临床牙体预备的水平是否也有了大幅度地提高呢？

也许并没有。我们预备每一颗牙齿的时间可能比以往迅速了很多倍，但这只代表着熟练，并不代表水平的提高。

曾经在很长一段时间里，我也认为，备牙，不过是惟手熟尔的事。

然而有一天，我突然发现，并非如此。

牙齿到底应该预备成什么样、为什么要预备成这样、怎样才能预备成这样、用什么工具才能预备成这样，这一系列的问题，都需要学习、思考，要把很多知识融会贯通，才能给出正确的答案。

带着这些思考的结果，再去认真地练习，让自己的双手表达出自己思考的结果，慢慢地，就会看到今天的自己和以往自己的不同。

备牙者，确实需要双手熟练的过程，但绝非"惟手熟尔"之事。

牙体预备虽然是所有口腔修复学教科书、参考书中的必备章节，但很多书中仍沿袭着十数年前、甚至数十年前的阐述、描述方式，很难与口腔修复学日新月异的迅猛发展相适应。

本人以及北大口腔门诊部培训中心的美学修复临床和教学团队，将多年来在美学修复领域中的实践经验与思考结晶，凝结成本书，力争将美学修复中的观念、意识、特殊思考方法融汇到牙体预备中，从美学修复的角度阐述牙体预备的目标和方法。

刘　峰

2012-11-10

前 言

牙体预备是美学修复基本技术中的一部分,是之后排龈、印模、试戴、粘接等治疗过程的基础,对于美学目标的实现是至关重要的一环。

本书以美学修复的目标为核心,以美学因素作为思考重点,从空间、边缘、抛光、就位、固位五个方面深入剖析了牙体预备的理论要点,阐述深入浅出,使读者能够从理论层面理解牙体预备应该达到什么状态,怎样进行牙体预备是合理的、必要的。

工具决定结果。为达到理想的效果,必须选择最适宜的工具。本书车针一章中向读者介绍了选择车针的方法,以及典型牙体预备要求相对应的车针类型,有助于读者按图索骥,迅速寻找到最适合的牙体预备工具。

全瓷冠和瓷贴面修复是目前最常应用的美学修复治疗形式,本书最后两章分别向读者展示了标准全瓷冠牙体预备和标准瓷贴面牙体预备的流程。对于初学牙体预备者,可以按照本流程图学习、规范操作方法;对于已经有一定牙体预备基础的读者,则需将标准流程与前面章节所阐述的理论、方法相结合,形成符合美学修复特点与要求的牙体预备方法。

本书充分体现了美学修复牙体预备过程中的特点,切实有助于各级、各类医师提高美学修复操作能力。

目 录

第一章　空间

空间是一切事物存在和发展的基础。

牙体预备的最基本目的就是为修复体创造空间。

适宜的空间,是修复体获得良好近远期效果的最基本保证。

美学修复牙体预备的空间,应该以美学设计目标为引导,为美学设计目标服务。

正确应用蜡型和导板是获得适宜空间的重要方法。

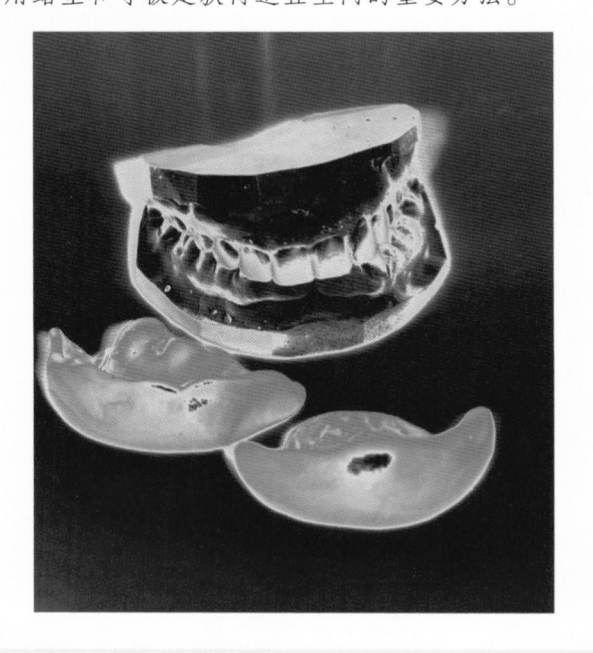

一、空间的意义

空间是一切事物发生、存在、发展的基础。

大到物种、种族、国家、民族,小到团体、单位、个人,空间都是生存、发展的必要基础和条件。正因为如此,从历史到现实,物种间的、国家间的、民族间的、种族间的、个人间的争斗不断,其本质都是在争夺生存空间、发展空间(图1-1,图1-2)。

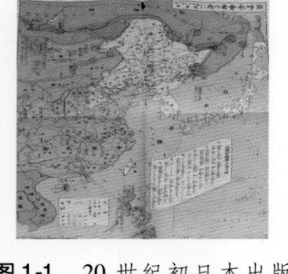

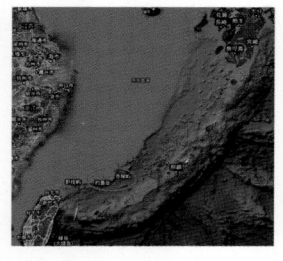

图1-1 20世纪初日本出版的地图,将我国台湾和东北、朝鲜等地区和国家全部纳入其版图,显示了其争夺生存、发展空间的企图

图1-2 日本自身空间狭小,一直谋求对外扩张、争取空间。图中靠近我国台湾的红圈部分为日本一直觊觎的钓鱼岛海域

对空间的过度追求,可能会造成冲突、战争、流血。当双方实力悬殊时,弱小的一方会被消灭,彻底失去生存空间;只有当双方的实力形成一种平衡,才会获得和平,双方保有自己的空间。

在美学修复中,预备体与修复体就像是一对争夺空间的对手。从预备体尽量多的挤压出空间,可以为修复体获得良好强度和美学效果奠定基础。不良美学修复效果经常是由于预备空间不足所造成的(图1-3,图1-4)。

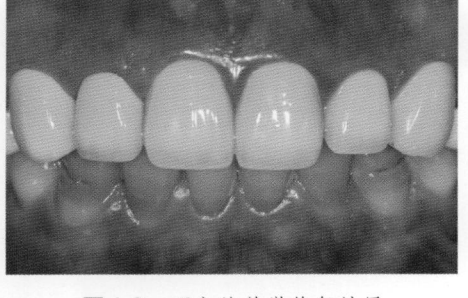

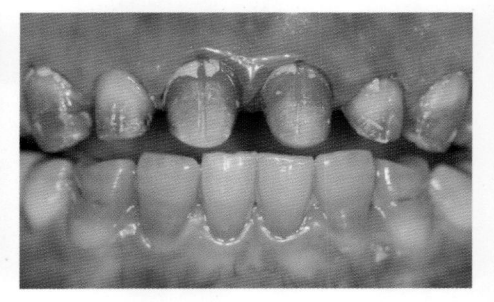

图1-3 不良的美学修复效果

图1-4 拆除修复体后可见牙体预备不足

但过度的牙体预备,虽然可能对于修复体的美学效果与强度有利,但却会造成预备体的强度下降,同时还可能造成修复体固位力的不足,导致修复效果不佳,正所谓过犹不及(图1-5)。

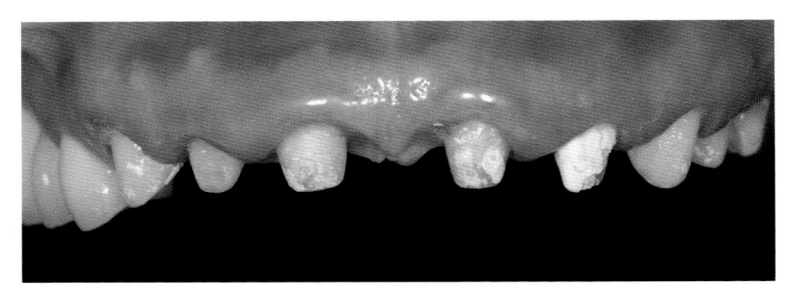

图1-5 过度的牙体预备影响基牙的牙髓、抗力及修复体的固位

适宜的牙体预备,应该使修复体和预备体合理分配空间,获得美学效果和强度的和谐统一。适当的牙体预备量就是为修复体创造足够的空间的同时,尽量多的保留预备体的空间尺寸,保证预备体的强度,避免对基牙牙髓产生影响,同时为修复体的良好固位创造条件。适宜的牙体预备量,也就是可以使修复体获得良好美学效果和强度的最小空间,在能达到修复效果的前提下的最小预备量。采用导板是检查牙体预备是否适量的最常用、最有效的工具(图1-6 ~ 1-8)。

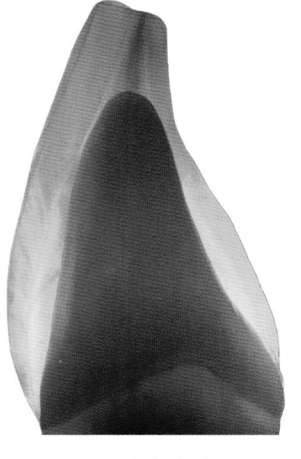
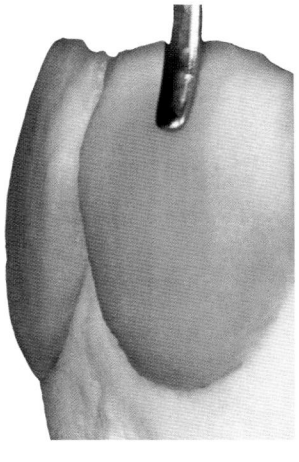
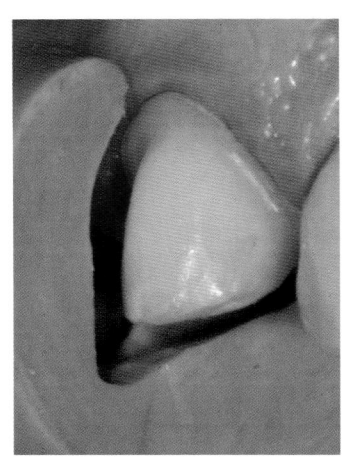

图1-6 修复体和预备体合理分配空间,使美学效果和强度获得和谐统一

图1-7 适宜的空间指可以使获得修复体获得良好美学效果和强度的最小空间

图1-8 采用导板可以检查牙体预备是否为修复体创造了适宜的空间

二、定位沟

　　大部分修复学教材中,牙体预备章节都会介绍采用定位沟指导进行牙体预备的方法。

　　采用特殊定位车针制备横向定位沟的方法,通常被当作牙体预备的第一步(图1-9)。各个车针生产厂家也都会推出一些制备横向定位沟的特殊形态车针,这些车针的砂粒不是布满整个轴柄,而是由一段一段的工作刃组成,每两段工作刃之间是光滑的轴柄(图1-10)。采用这种车针进行预备,会在牙齿表面形成横向沟纹,其深度就是工作刃突出于轴柄的厚度。

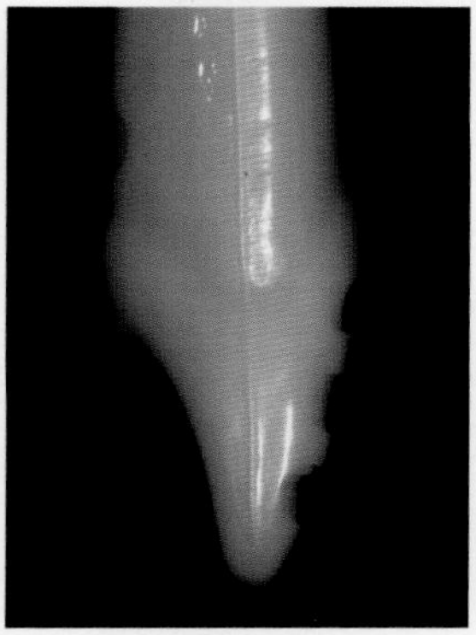

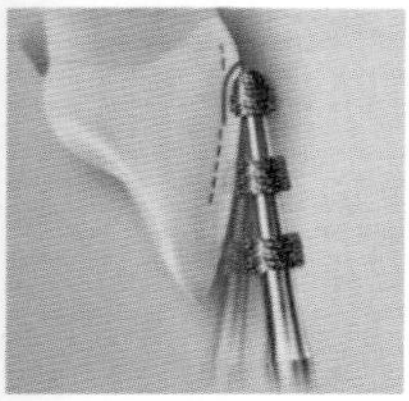

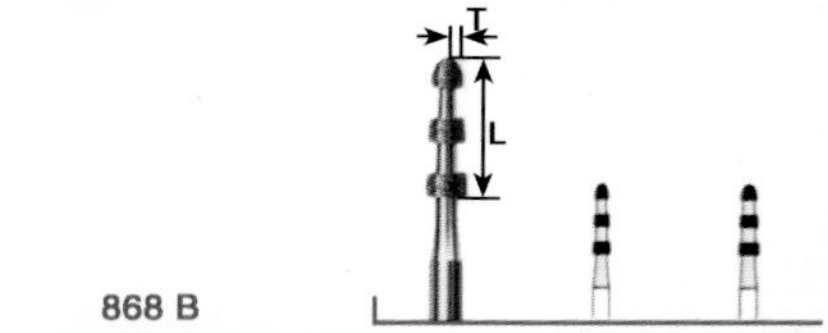

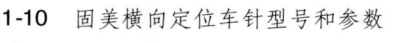

		⊟	5	5
GröBe · Size	φ ¹/₁₀mm		018	020
L	mm		7.0	7.0
T	mm		0.3	0.4
			018	020

868 B

图1-9　采用横向定位车
针预备后的牙齿唇面

图1-10　固美横向定位车针型号和参数

　　采用常规柱形车针制备纵向定位沟是另一种常见的牙体预备方法。

　　采用已知直径的柱形车针,垂直切入牙体组织,切入车针的半径或者直径,通过计算就可以知道车针切入牙体的深度,即形成定位沟的深度(图1-11,图1-12)。对于上前牙唇面,应按照颈1/2、切1/2分别形成定位沟(图1-13,图1-14)。之后再将定位沟间的牙体组织磨除,即可形成厚度基本可控、一致的修复间隙(图1-15,图1-16)。

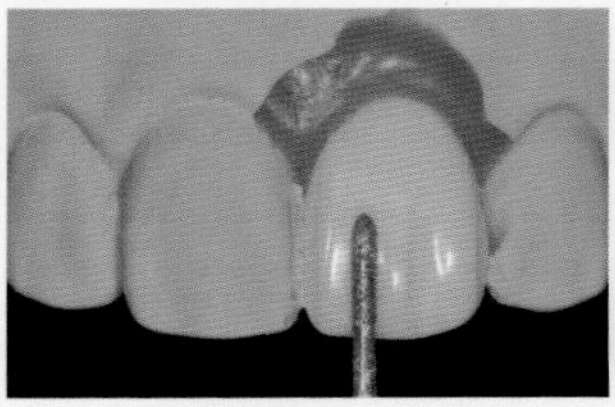

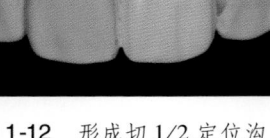

图1-11　切入切端1/2 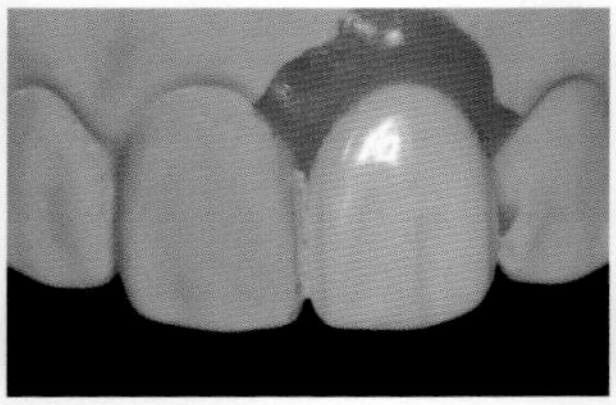　　　图1-12　形成切1/2定位沟 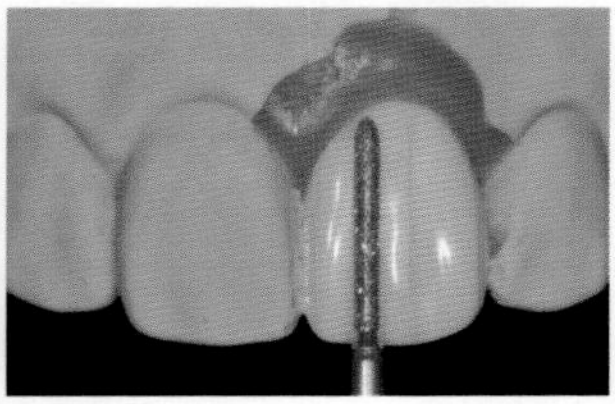　　　图1-13　切入颈1/2

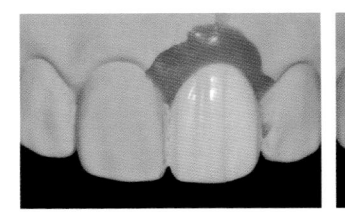
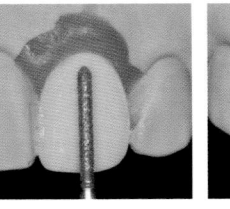
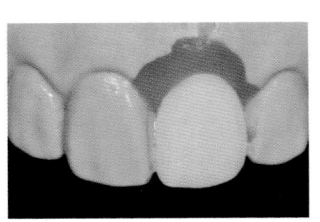

图 1-14　形成颈 1/2 定位沟

图 1-15　磨平定位沟间牙体

图 1-16　唇面预备初步完成

　　无论是横向定位沟法预备,还是纵向定位沟法预备,虽然可以形成较为均一、可控的空间,但是,其形成的"适宜"空间都是对应于牙体预备前的牙体形态。对于一些不存在美学设计、只是恢复原牙体形态的修复病例,这样的牙体预备方法可以达到美学需求。

　　然而,对于大部分需要美学设计的修复病例,术后的目标形态效果都会与术前有所差别(图 1-17,图 1-18)。此时,应用定位沟法进行牙体预备就无法满足调整形态后的美学目标的要求。

　　因此,采用定位沟法进行牙体预备,只能作为牙体预备初学者学习标准牙体预备的一个基本方法,在术后完全不需要改变形态效果的病例中、或者对美学要求不高的病例可以采用,而对于高要求、大范围、需要进行美学修复设计的病例,单纯应用定位沟法进行牙体预备不能获得优秀的美学效果。

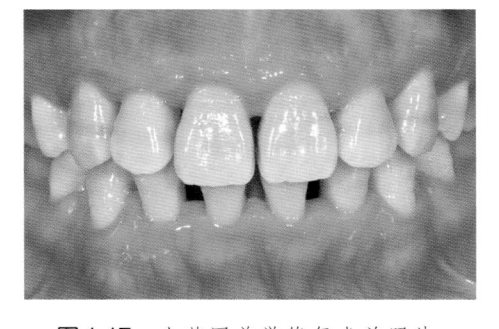
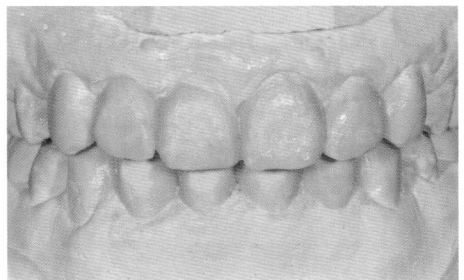

图 1-17　大范围美学修复术前照片,虽然患者牙列的基本排列不存在明显问题,但由于患者对牙齿形态、三角间隙等都有着较高的要求,因此需要进行模型设计

图 1-18　通过制取研究模型,在模型上进行分析、诊断蜡型的制作,确定修复的美学目标,并以此目标作为引导修复治疗的方向。此类病例不能单纯应用定位沟法牙体预备

三、美学设计

美学设计的目的就是确定整个治疗的目标,以及达到这个目标需要采取的手段和程序。设计的过程也是医生和患者进行交流的过程,医生在这个过程中了解患者的需求、同时可以引导患者接受医生的想法和设计。整个美学设计的过程可以分为六个步骤:

1. 现状

通过对患者一般情况检查、口内检查、放射检查、制取研究模型、面弓转移、上𬌗架等检查手段,客观、全面了解患者的实际情况。

2. 缺陷

对患者的美学和功能状况进行评价,分析存在的缺陷,并向患者指明全部缺陷。对于一些与治疗有关、患者以往并未客观认识的缺陷问题,需要着重向患者告知。

3. 需求

了解患者的需求,哪些缺陷患者最不能接受、最需要改善;哪些缺陷患者可以接受、不要求一定改变;哪些缺陷患者完全没有感觉可以忽略;还有哪些缺陷被患者认为是自己的个性特征希望保留。

4. 能力

正确评估医生掌握的治疗手段和能力,超出治疗手段能力的,则非该种治疗手段的适应证,应考虑其他治疗手段;正确评估医生以及医疗团队自身的能力,当某种治疗手段可以达到治疗效果,但难度很大,且医生不具备这个能力,就应该与患者沟通,了解患者能否接受放弃此治疗手段达到的效果,否则可能会带来治疗的失败或者纠纷。

5. 目标

结合患者对缺陷的认识、患者的实际需求、医生以及所在团队的整体能力,如果可以确定一个医生、患者共同认可的治疗目标,就可以继续考虑如何实施;如果不能达成共识,患者存在不切实际的、或者超出治疗团队能力的需求,则应果断停止治疗,避免治疗后的问题。确定下来的治疗目标将是之后所有治疗手段围绕的方向。

6. 手段

围绕治疗目标,医生将确定详细的治疗手段、先后次序、时间安排,为患者提供清晰明了的治疗流程图。若需医疗团队多位医生共同参与的复杂病例,则要组织会诊,确定各专业治疗的顺序和交接流程安排。

体现美学设计的载体有很多种类型,不同类型的载体,带给患者不同的直观性感受。

有的医生喜欢采用电脑模拟设计,这种设计方法对于熟练掌握计算机应用的医生来说并不复杂,通过对患者的术前影像进行简单的 PS 修改、替换、复制等处理,患者可以很快就看到模拟出来的术后效果;目前也有一些专门的软件程序支持这一类美学设计,其“傻瓜”应用模式,使得操作过程更加简便。

但是,这种方式只适合作为和患者的初步交流、治疗形式的介绍,让患者对治疗的效果有一个初步的认识,启发患者的治疗意识。因为,电脑模拟设计非常粗略,大部分细节无法得到体现,并且无法做到准确。而且,由于多采用复制、替换等方式进行修正,电脑设计获得的结果经常会超出实际治疗的效果。因此,无论医生、还是患者,都应该明确地知道,电脑设计的并不是实际治疗能达到的效果。

电脑模拟设计在很大程度上类似于房地产商为购楼者提供的楼盘效果图,理想化、模式化,可以看到楼盘未来大体上的情况,可能会带给购房者强烈的购买欲望,但实际上房屋的细节设计在这种效果图上是不能展现的,而且所有消费者也都知道,不应该用效果图的标准要求真实的房子,那只是一个理想化的目标。

制取研究模型、制作诊断蜡型(图 1-19),在诊断蜡型的基础上取硅橡胶印模,再利用硅橡胶印模用树脂材料制作树脂罩面(图 1-20),是目前最常用的、最可行的美学设计流程。

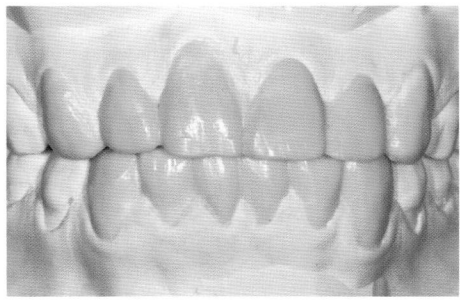
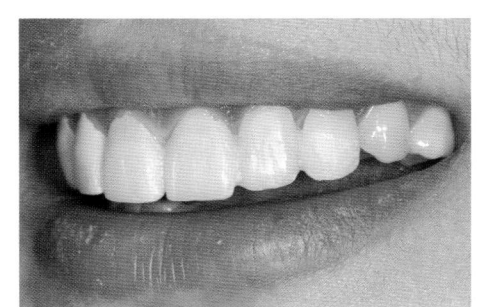

图 1-19　制取研究模型、制作诊断蜡型　　　　图 1-20　制作树脂罩面

在研究模型上,医生可以更客观地评价患者的美学缺陷,通过分析、计算,确定初步的美学目标,再通过诊断蜡型的制作,体会达到目标的难度、可行性,在诊断蜡型的制作过程中确定切实可行的美学目标。如果是医生自己制作诊断蜡型,医生还可以体会到很多未来在患者口内进行预备操作时需要注意的问题和细节。

诊断蜡型可以直接给患者看,患者在自己的牙列模型上看到调整以后的效果,这种真实的三维效果会带给患者更直观的感受。并且诊断蜡型通常不会夸大治疗的效果,不会带来患者过高的心理期望值,有助于将患者的心理预期调节到合理的范围。

诊断蜡型的作用有点接近于房地产商给购楼者看的沙盘。在沙盘上很难做出像效果图中出现的理想化蓝天白云、绿树成荫、色彩斑斓的效果,消费者看到的更多是楼盘实际的方位、结构、比例等具体的设计要素,能够带给消费者更真实的感受。

利用诊断蜡型制作的树脂罩面(Mock up)则更像是样板间,可能是临时搭建的建筑,但内里是和最终的建筑格局基本一样的状况,消费者可以置身其中体会房子的优劣,这种感受是效果图和沙盘不能达到的。当然,由于样板间的实际位置、材料等还可能与最终的现房有所差异,并且消费者只能是一过性的体会,很多感受还是比较浅层的。

对于美学设计目标确定更有意义的工作是临时修复体的较长期试戴,这个过程可以称为微笑体验(Travel smile)。在患者对 Mock up 的效果感到基本满意以后,为使患者对美学目标有更深层的感受,在更多细节上准确确定美学目标。

这个临时修复体通常需要很少量的牙体预备,临时修复体获得一定的空间和强度,才能够达到较长时期戴用的效果;这个时期如果剩余牙体组织相对比较完整,临时修复体可以考虑不进行粘接,可以让患者自行摘戴,以便患者更方便的体会修复前、修复后的变化和差异(图 1-21 ～ 1-23)。

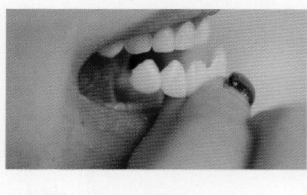 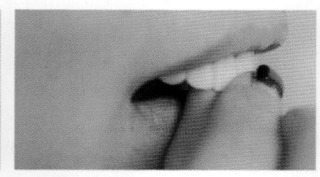 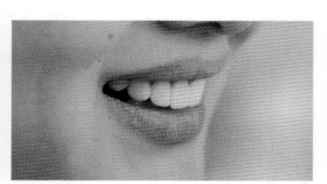

图 1-21　患者可以自行摘戴的临时修复体　　图 1-22　患者自主戴入临时修复体　　图 1-23　患者可以较长时间戴用、体会临时修复体

　　Travel smile 带给患者的是非常实际的体验,患者不仅能够看到发生在牙齿上的变化,更可以体会这种变化给整个口腔带来的感受,以及对功能的影响。患者可以在这个阶段对修复后效果提前适应,并且可以非常有针对性地提出调整意见,这些都会为最终满意的治疗效果打下坚实基础。

　　Travel smile 的过程就像买现房之前能有一个"试住"阶段,可以最真实、最直观地感受即将购买的房屋的各项性能。

　　通过以上各个步骤实现客观地术前分析(图1-24)、精确的美学设计后(图1-25),就需要尽量准确地将美学设计效果复制在患者的口腔内(图1-26)。当然,在这个过程中是不可能完全准确的,这一点应该在术前和患者明确交待。

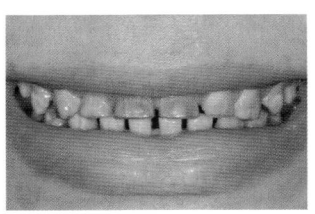 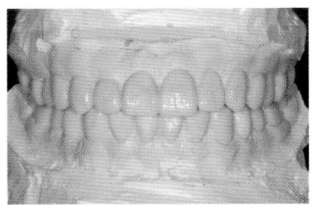 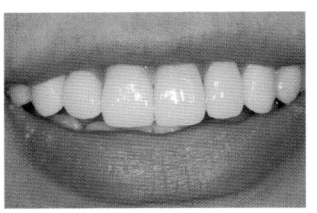

图 1-24　术前分析　　　　图 1-25　美学设计　　　　图 1-26　术后效果

　　为了获得和美学设计最接近的治疗效果,需要在之后的各个步骤中尽量做到精确。牙体预备的精确是实际操作中的第一个步骤。应用诊断蜡型翻制导板,指导牙体预备等操作是常用的、有效的治疗形式(图1-27 ~ 1-29)。

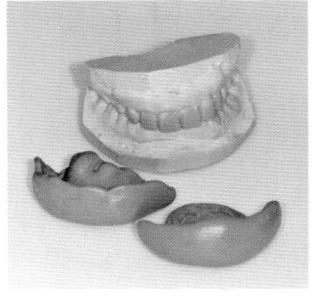 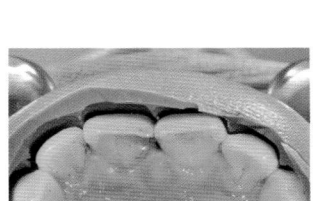 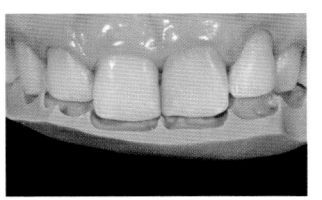

图 1-27　翻制导板　　　　图 1-28　检查唇侧间隙　　　　图 1-29　检查切端间隙

四、分离

　　很多医生在使用硅橡胶导板时,通常是在"初步牙体预备"之后,用于检查已经预备出的间隙是否充足(图1-30)。但是,这种方式还是会造成最初的预备显得很盲目,很难获得相对准确的预备量,并且很有可能在初步预备中预备过量。

因此,应该在开始牙体预备之前就采用硅橡胶导板进行间隙检查。

然而,此时硅橡胶导板却经常不能完全就位(图 1-31)。

阻挡硅橡胶就位的经常是邻间隙部分、天然牙过于前凸或扭转的部分。此时,应该先对这些部位进行预备,去除影响硅橡胶导板准确复位的牙体组织。这些部位是影响最终美学修复效果的,是必须预备的部分,并且应该是在第一时间预备的部分。

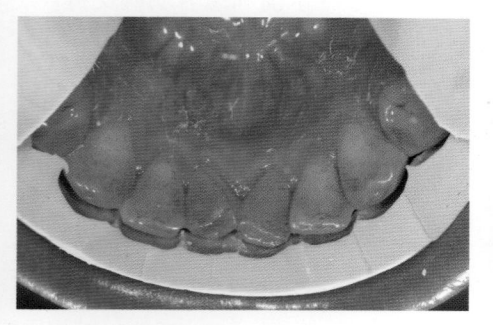

图 1-30　初步预备后才开始检查空间,有可能会造成预备量的不准确

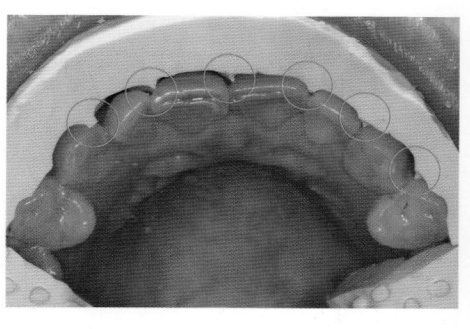

图 1-31　应该在初步预备之前就检查空间,但邻间隙等部分可能会阻挡导板准确就位

在这个阶段的牙体预备中,要做到边试戴、边调整,直至硅橡胶导板完全准确就位,此时就可以清楚、直观地看到天然牙和导板之间存在的间隙,以此判断还缺少的空间范围,为进一步精确预备作好准备(图 1-32)。由于天然牙唇面也存在磨耗问题,在修复设计时经常会重塑唇面的结构、形态,因此很多病例中的修复目标在牙体微观结构上会较术前略微前凸,导板就位后经常存在一定的空间也说明了这个问题。

对于全冠修复,由于最终基牙邻面需要完全与邻牙分离,在这一步预备中可以直接完全打开邻接触点(图 1-33)。因此,"分离"这一步骤可以成为常规性全冠修复牙体预备的第一步。

在分离过程中,最重要的是邻牙保护。将分离的过程独立出来,并在牙体预备的最早期完成,可以使术者集中精力,全神贯注的保护好邻牙,避免邻牙损伤。在此操作中,应采用较细的车针操作,对于基牙的外形一般无需特殊考虑,通常只要尽量少的预备、不形成不良倒凹即可。

对于贴面修复,因为邻间隙最终可能不需要完全打开,在这一步预备中一般就不需要完全分离。

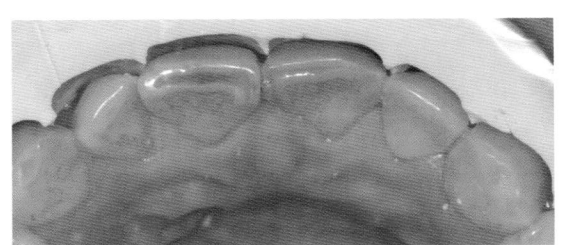

图1-32　边试戴边调整,直至导板准确就位,观察间隙情况,判断还需预备的空间范围

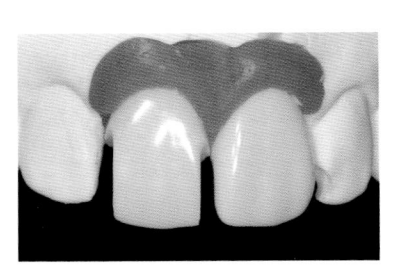

图1-33　"分离"这一步骤可以成为常规性全冠修复牙体预备的第一步

五、导板

导板是精确控制牙体预备量的重要工具。合理的制作、应用导板是提高精确性的重要基础。

最常规的导板制作形式是沿切端、牙尖位置将导板横贯式地分为唇侧、舌腭侧两部分(图1-34),在预备前后分别测量、观察唇面、舌侧及切端的空间情况(图1-35,图1-36)。

这种横贯式导板一般制作中需要越过牙体预备区域两个牙齿,依靠与邻牙唇面之间的锁结关系固位。在修复范围很小的情况下,这种导板不存在明显问题,而当修复范围较大时则略显单薄,并且与基牙之间的固位力量有限(图1-35,图1-36)。

尤其是基牙经过牙体预备以后,当牙弓前部牙齿与导板失去接触,仅仅依靠后牙区域固位,导板经常不能很好地稳定在准确就位的位置,这就很容易造成术者对空间判断的失误,进而影响牙体预备的精确性,也就失去应用导板的意义(图1-37)。

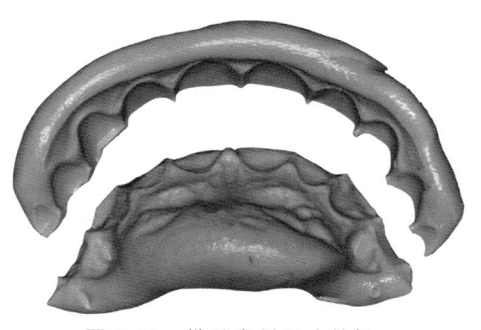

图1-34　横贯式剖开的导板

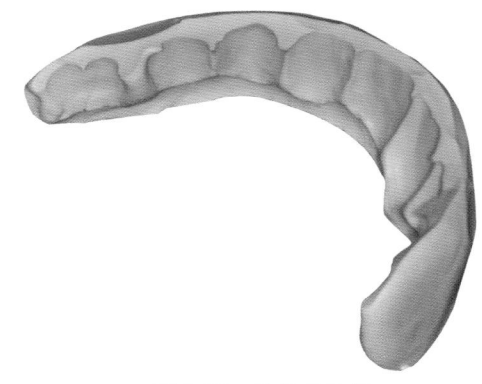

图1-35　横贯式导板

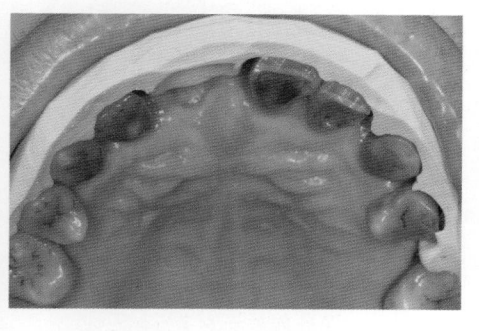
图 1-36 牙体预备前就位观察

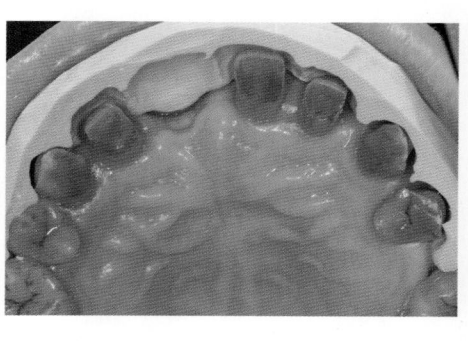
图 1-37 牙体预备后就位观察

更好的方式是在修复区域以外半颗牙至一颗牙的部分横断切开硅橡胶印模，到达工作区域切端或牙尖后，再横贯式地剖开硅橡胶印模，形成"门字形"的唇侧部分和"片状的"舌腭侧部分（图1-38，图1-39）。

门字形的唇侧导板利用了远端邻牙完整的外形作为固位，通常能达到非常好的固位效果，唇侧导板可以获得非常稳定的固位。对于舌侧部分不预备的贴面修复体，舌腭侧导板与基牙舌侧部分的固位就可以使导板稳定；在舌腭侧进行预备的情况，利用远端半颗到一颗牙的舌侧倒凹，通常也可以获得良好的固位效果。

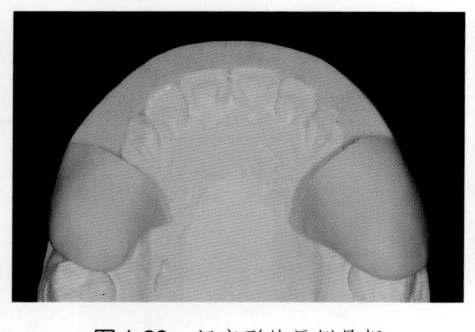
图 1-38 门字形的唇侧导板

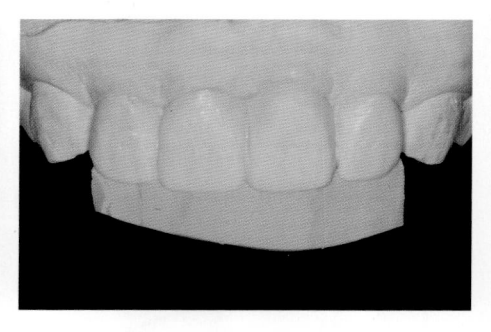
图 1-39 片状的舌腭侧导板

形成稳定性良好的导板、并完成初步分离预备后，导板可以准确、稳定地复位，此时，就可以将引导沟技术与导板技术结合应用。

在硅橡胶导板的指示下，首先采用适宜直径的车针进行唇面纵向引导沟的制备（图1-40，图1-41）；之后预备引导沟之间剩余牙体组织（图1-42），然后再采用硅橡胶导板检查空间（图1-43），在导板的指导下完成精确修整，为修复体创造最适宜的空间。

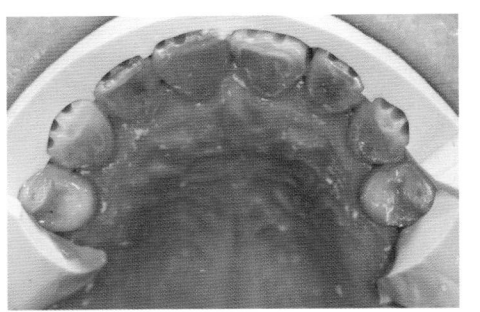

图1-40　纵向引导沟的制备

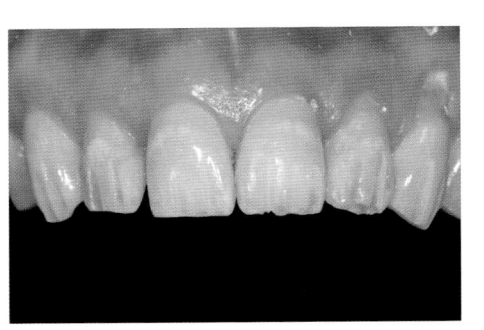

图1-41　纵向引导沟制备完成

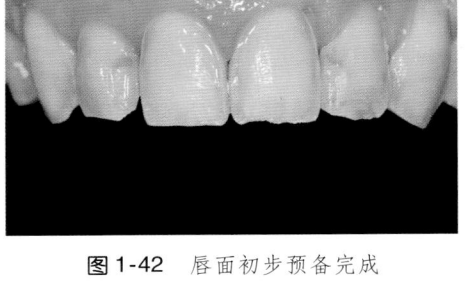

图1-42　唇面初步预备完成

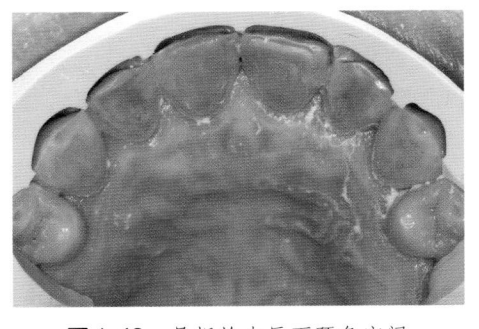

图1-43　导板检查唇面预备空间

为使导板的作用得到最大化的发挥,还有一些方法值得注意。

选择制作导板的硅橡胶材料时,应该尽量选择硬度较大的材料,以减少导板受口唇压迫变形、影响观察准确性的几率。

也有学者建议通过热处理的方式加大导板的硬度,如果材料选择适当,则热处理的必要性不大。

在制作导板的过程中,还应注意

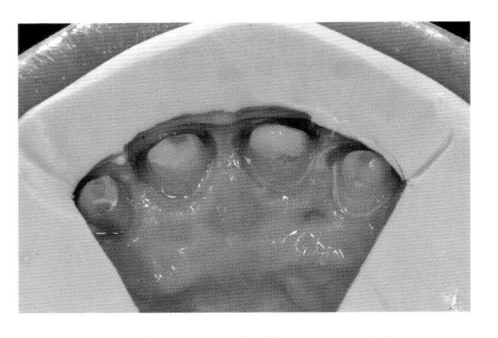

图1-44　唇侧厚度加强的导板

使唇侧部分适当增厚,以增加导板的强度(图1-44),过分纤薄的导板是不利于减少变形、精确观察预备空间的。

采用导板观察预备空间时,实际上只能看到导板横截面的部分,再向颈部区域就很难观察到。为进一步增强导板的作用,有学者提出将唇侧导板横断成多个部分,形成"笔记本式导板"(图1-45),就可以在颈、中、切等多个层面上观察预备空间(图1-46)。

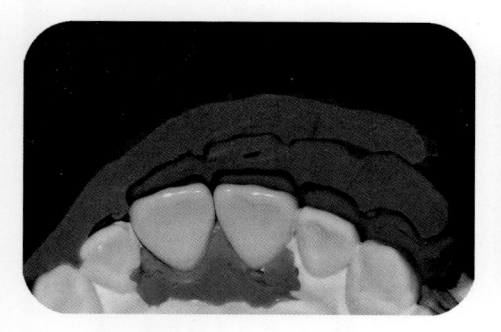

图 1-45 笔记本式导板

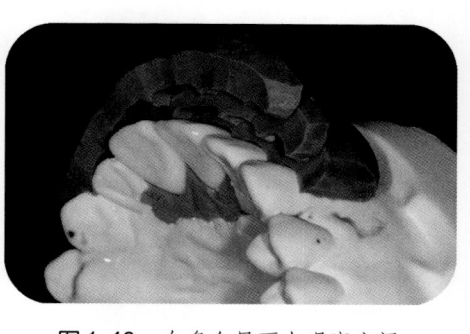

图 1-46 在多个层面上观察空间

但是,在实际应用中可以发现,被切割的过于纤细的硅橡胶导板,实际上其强度经常并不能满足精确观察的需要,笔记本式导板的优势在实际操作中很难准确发挥作用。

因此,对于美学要求非常高的病例,如果确实对颈、中、切各部分都需要非常准确地控制预备空间,就应该多制作几个观察不同位置的导板(图 1-47,图 1-48)。制作这种导板时可以不去除导板的舌侧部分,形成"开窗"的效果,可以使导板的稳定性达到最佳状态。制作导板过程并不复杂,分部位制作的导板可以保证在每个层次观察时都获得准确的结果。

实际上,对于大部分病例来讲,切端位置、空间的准确性是最重要的,切端准确就会促使中部、颈部相应的准确。因此,在一般病例中,通常只需制作一个切 1/3 部位的唇侧导板。对于复杂病例可以制作多个硅橡胶局部印模,根据临床需要随时切割成各类型的导板灵活应用(图 1-49)。

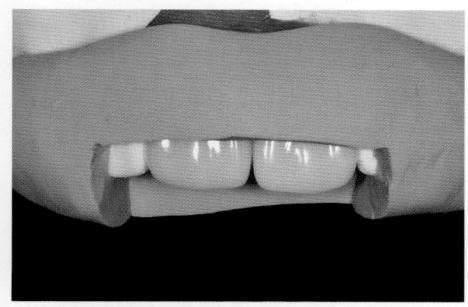

图 1-47 观察中 1/3 的唇侧导板

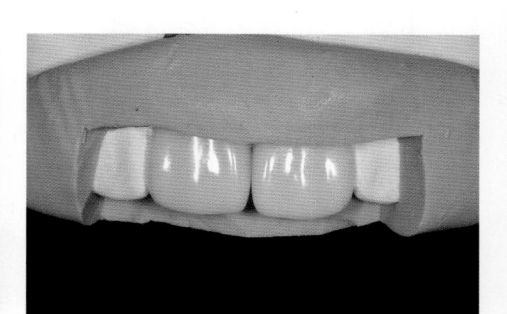

图 1-48 观察颈 1/3 的唇侧导板

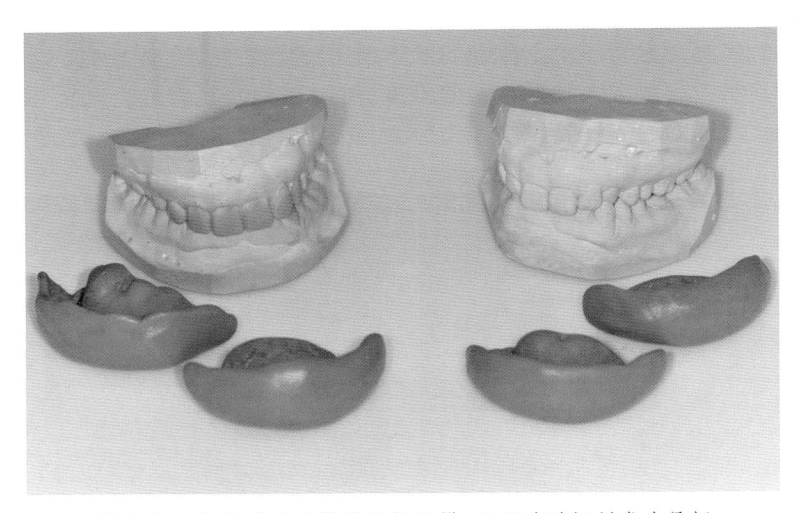

图 1-49　制作多个硅橡胶局部印模，可以随时切割成为导板

六、Mock up

Mock up（树脂罩面）是美学设计中的重要步骤，可以让患者直观地看到修复目标，直接体会修复给自己带来的美学改变（图 1-50，图 1-51）。

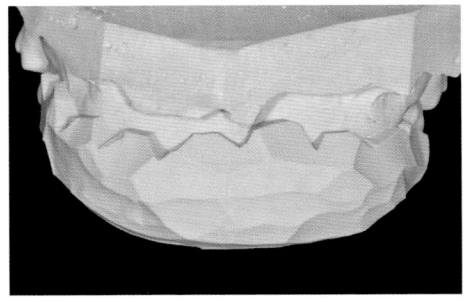

图 1-50　对诊断蜡型制作硅橡胶印模

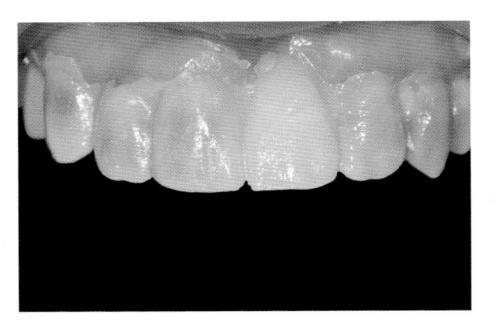

图 1-51　形成树脂罩面，观察美学效果

很多医生制作的树脂罩面，仅仅是提供给患者用于临时性的观看，患者对修复目标满意后，就会取下树脂罩面，然后进行牙体预备。这样的操作顺序并没有充分发挥树脂罩面的作用，显得有些可惜。有些情况下，树脂罩面可以发挥更强大的作用。

当患者的牙体与修复目标之间存在较大的空间时，或者进行了少量牙体预备并采用了有一定强度的修复材料时，如果树脂罩面在牙体表面固位比较好，并且有一定的厚度,就可以考虑不去除树脂罩面,直接预备。

此时,实际上是将一个不标准的牙体预备转化为了一个标准化的牙体预备过程,而这种过程将大大降低预备的难度,可以达到满足修复空间需求的基础上尽量减少牙体预备量的目的(图 1-52 ~ 1-63)。

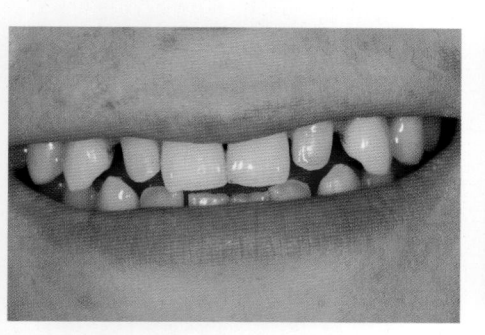

图 1-52　患者术前照片,前牙散在间隙,上唇凸度不足

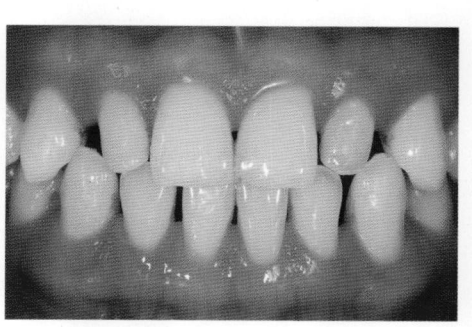

图 1-53　术前口内影像,上下尖牙过长

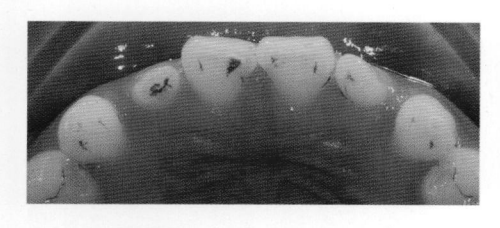

图 1-54　上前牙列牙弓影像

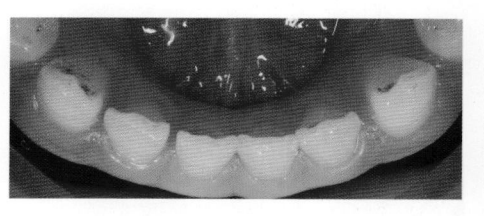

图 1-55　下前牙列牙弓影像

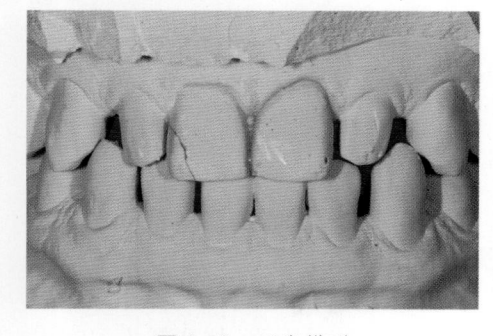

图 1-56　研究模型

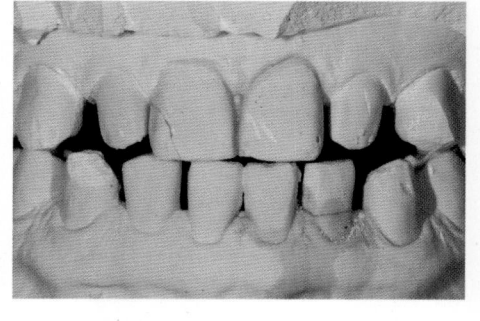

图 1-57　减少尖牙、侧切牙长度

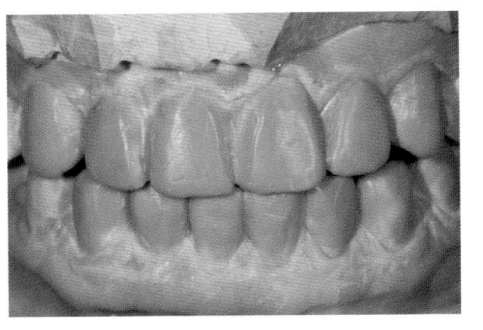

图 1-58 完成诊断蜡型，关闭间隙

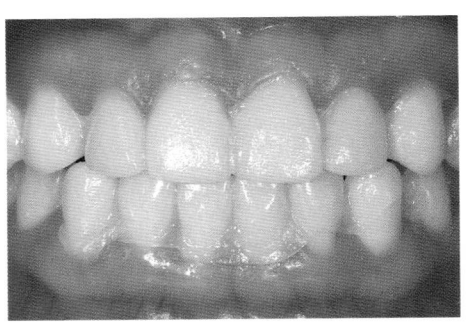

图 1-59 完成树脂罩面

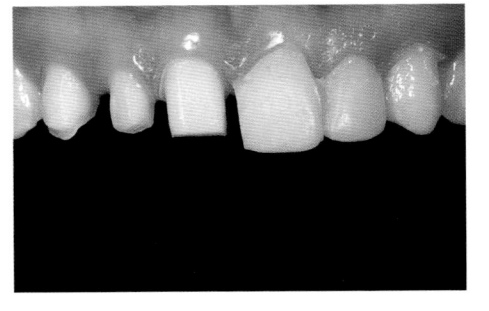

图 1-60 在树脂罩面基础上预备右上前牙

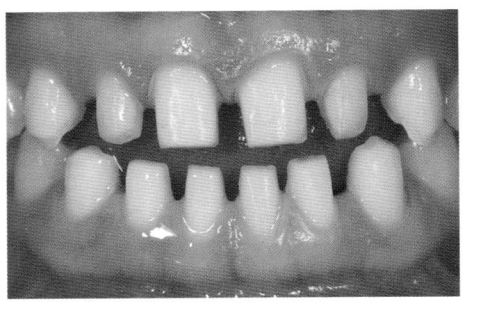

图 1-61 完成对接式瓷贴面牙体预备

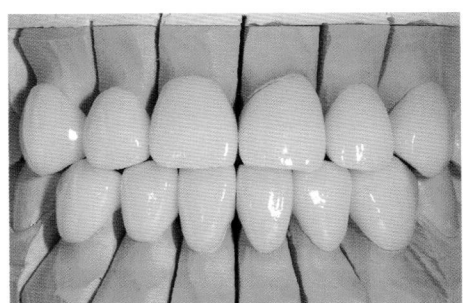

图 1-62 对接式瓷贴面修复体

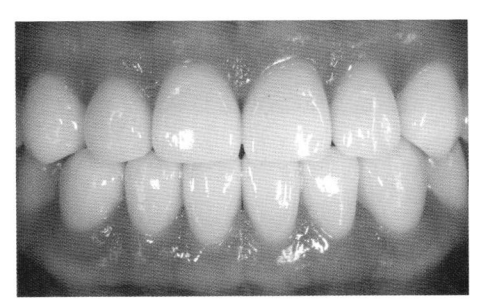

图 1-63 修复后美学效果

七、切端

有些医生习惯于牙体预备第一步就将切端磨除，然后再进行各个轴面的预备（图 1-64）。这种方式简便、易操作，但是对于控制切端 1/3 内收是不利的（图 1-65）。切端部分过早完全去除，会造成对切 1/3 位置判断的不准确。因此，建议磨除切端在唇面预备完成后再进行，至少是在唇侧引导沟完成后。

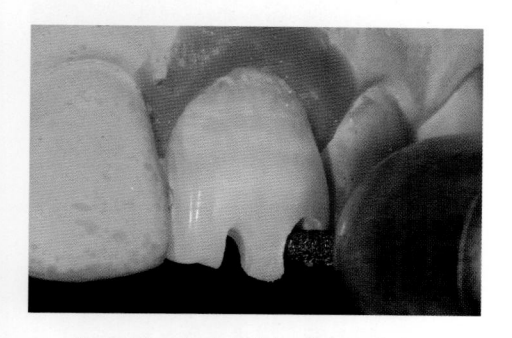

图 1-64　首先预备切端非最佳方法

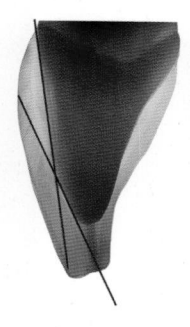

图 1-65　切 1/2 内收需参考原切端形态

　　硅橡胶导板的舌侧部分对于切端部分的预备具有很好的指导作用(图 1-66,图 1-67)。观察切端预备量时,除整体预备情况以外,需要着重观察近远中切角的空间状况(图 1-68)。如果没有按照美学目标将切角部分做适当圆钝处理,则会影响修复后的美学效果。

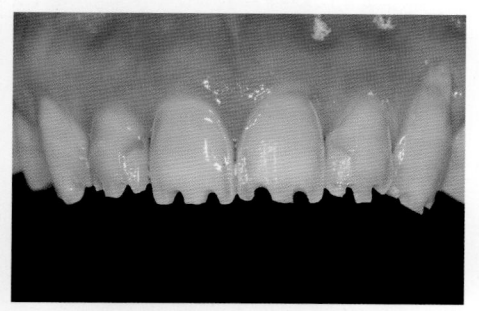

图 1-66　唇面预备完成后开始预备切端

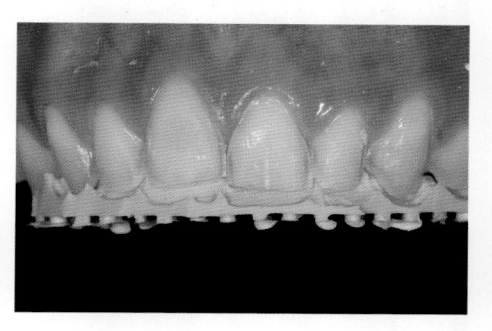

图 1-67　切端初步预备后检查间隙

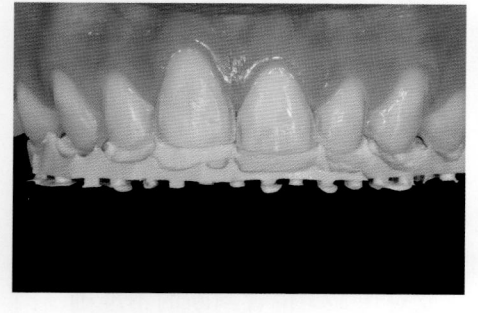

图 1-68　着重检查切角部分的预备量

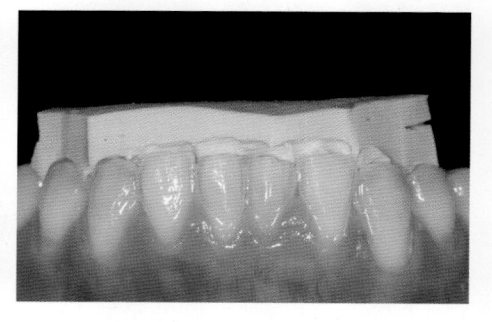

图 1-69　下颌切端预备前检查空间

对于在美学设计中已经考虑到需要对切端加长的病例,也应该在预备前就先采用导板进行空间检查(图1-69),只对空间不足的部分进行预备,创造适宜的修复空间,避免过度预备(图1-70)。

切端的预备量通常是在 2mm 左右。对于大面积修复病例,切端预备量可以参考常规修复体需要的 2mm 作为预备标准;对于需要高度仿真性

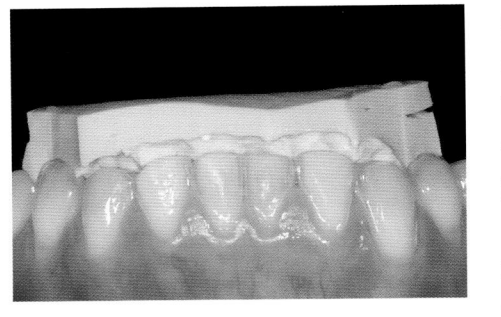

图 1-70　下前牙切端预备完成后

的个别前牙修复病例,具体预备量则需要根据需要再现的切端半透明特征决定。

如果需要模仿的邻牙半透明特征非常明显、半透明区域范围广泛时,则可能需要超过 2mm 的预备空间才能达到非常优秀的半透明特征再现(图1-71,图1-72);如果邻牙的半透明特征非常不明显,则即使切端预备量不足 2mm,也不会影响修复的美学效果(图1-73,图1-74)。

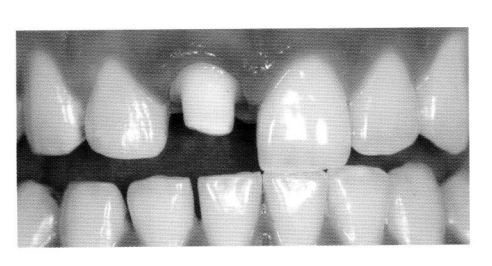

图 1-71　邻牙半透明特征明显,预备体切端预备量大于 2mm

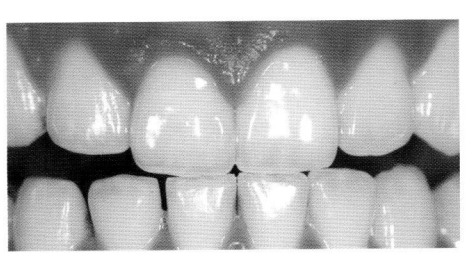

图 1-72　良好的切端半透明特征再现

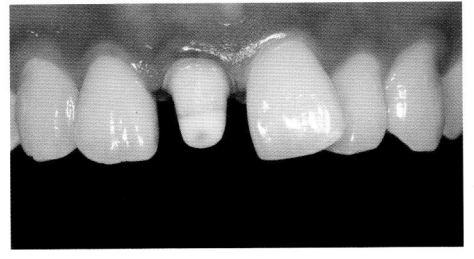

图 1-73　邻牙切端半透明特征非常不明显,预备体切端预备量小于 2mm

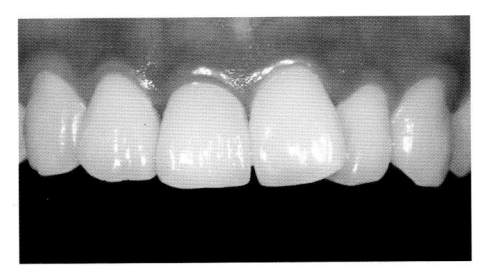

图 1-74　修复后达到良好美学效果

第二章　边缘

边界是不同事物之间的界线。

边界不清晰会引起冲突,边界不连续难以管理。

牙体预备的边缘通常位于牙齿和牙龈的边界部位。

牙体预备的边缘是修复体和牙体组织之间的边界。

清晰、连续的边缘是修复体长期成功的基础。

适当的边缘位置、边缘形式设计直接影响修复体的美观和强度。

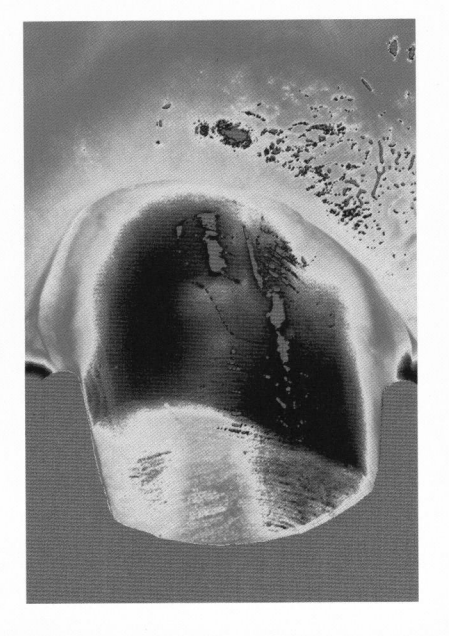

一、边界

边界是指不同部分之间的界线。

国家和国家之间的分隔线是最典型的边界。国家边界的划分通常会考虑地理、民族、人文、传统等多个因素，并且受到政治因素的很大影响。清朝前期中国的版图面积比晚期大很多，就是由于满清国力的衰败，加上外侵不断，国家边界不断在改变，国土面积逐渐缩小（图2-1）。

国家间的边界应该是清晰的。国家间的边界如果非常清晰，两个国家就会比较和平、融洽；而在很多边界不清晰的地区，就会经常爆发一些冲突（图2-2）。

同样的道理，修复体与剩余牙体组织之间的边界就是预备体的边缘线。这个边界的最基本要求就是"清晰"。如果预备体的边缘线清晰，修复体的边缘制作就有可能与之密合，修复后就不易出现牙周组织并发症；如果预备体边缘线不清晰，则修复体的边缘就无法与之密合，修复后发生牙周组织并发症的机会就会很高（图2-3）。

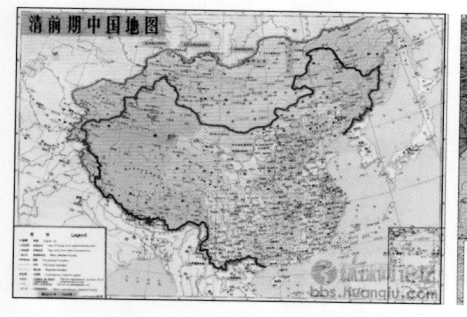
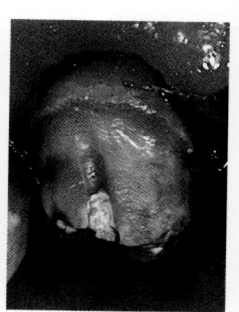

图2-1　清朝前期中国地图　　图2-2　中印边界争端　　图2-3　边缘不清晰

有助于使预备体边缘清晰的方法有很多，比如应用高质量的磨削设备、车针，加强操作者的稳定性和准确性，设计合理的边缘形式等等。

提高操作者的可视性也是提高预备体边缘清晰度的重要手段。2.5倍放大镜是目前美学修复牙体预备过程中最常采用的辅助工具（图2-4）。在2.5倍放大镜的帮助下，术者可以更清晰地看清预备体的边缘，同时，由于视野缩小并不十分明显，因此并不会对牙体预备的流畅性造成过分的影响。

更大倍数的放大镜甚至显微镜也被一些医生所推崇（图2-5）。在这些放大设备的帮助下，操作者看清某一个区段的情况越来越容易，因此这些设备作

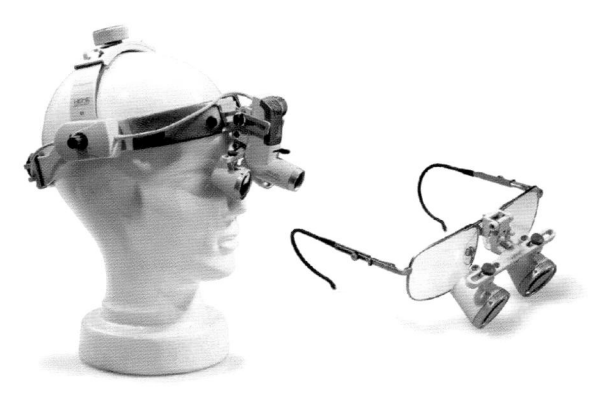

图2-4　头戴式和眼镜式放大镜

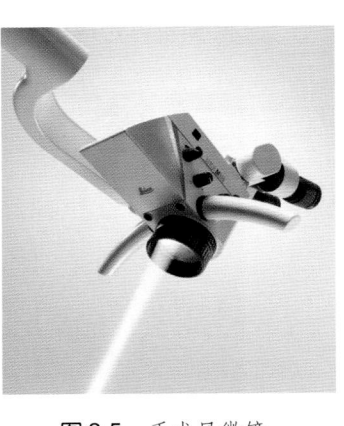

图2-5　手术显微镜

为牙体预备情况检查的工具是非常合理的。随放大倍数增加而来的,是视野的急剧缩小。在过大的放大倍率下完成牙体预备,其实是非常困难的,并且由于缺乏整体性视野,也可能反而带来边界不连续的问题。

　　边界只清晰还不够。在中、缅、泰、越四国交界的位置,各国边界清晰,均没有疑义,国家间并未爆发因领土边界问题造成的冲突。但是,由于边界线过于蜿蜒曲折,而不是简单、连续的,各国在边界地区都存在管理难度,造成管理缺陷。这一片四国都疏于管理的地带被称为"金三角",一些国际上的毒枭落户在这里,从事毒品买卖流通较易,长此以往,这一地区也开始经常爆发武力冲突(图2-6)。

　　简单、连续的边界是最有利于管理的边界,美国境内各州人为划定的直线形边界是最有利于管理的边界形式(图2-7)。

　　预备体的边缘如果非常曲折,不连续(图2-8),同样是一个不良的边缘状态,为印模、模型、修复体制作都造成了难度,修复体很难与之密切吻合。并且在这种复杂的情况下,修复体完成后也难于做到十分有效的清洁。

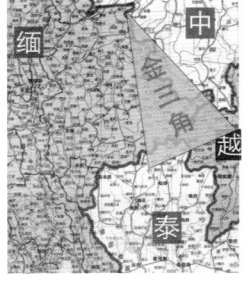

图2-6　蜿蜒曲折的边界形成四不管地带

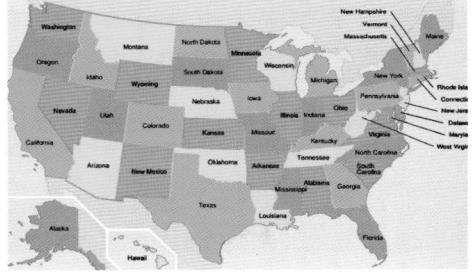

图2-7　简单、连续的边界利于简化管理

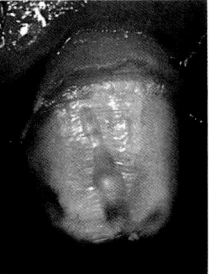

图2-8　曲折不连续的不良边缘

总之,预备体边缘的要求是尽量清晰、简单、连续(图2-9)。

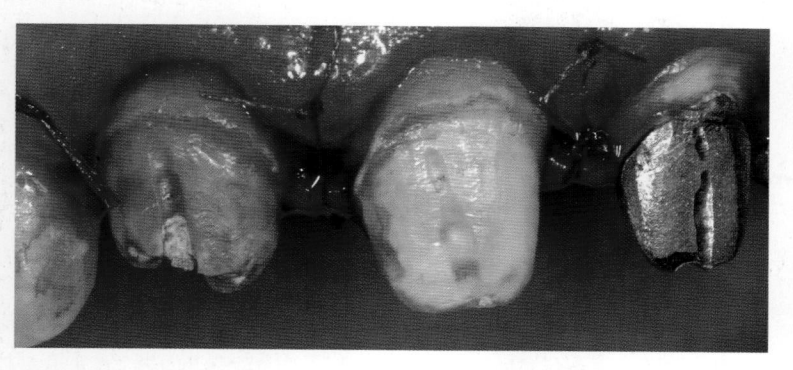

图2-9 预备体边缘的要求是清晰、简单、连续,否则增大修复难度,易造成缺陷

二、龈上边缘

预备体边缘需要探讨的包括两个方面:位置和形式。

龈上边缘受到很多医生的欢迎。其最重要的优势是由于边缘线位于牙龈缘以上,在整个治疗过程中不会损伤牙龈组织,甚至可以说整个治疗过程是与牙龈组织没有关系的,这可以在最大程度上保证牙龈组织的健康(图2-10)。

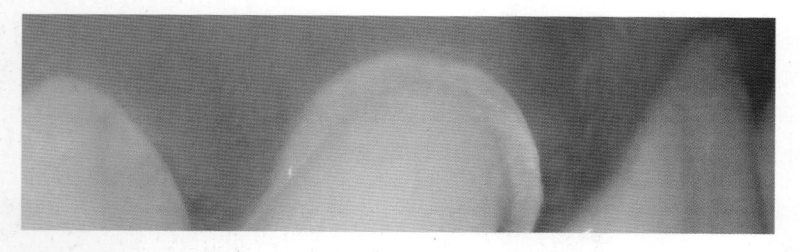

图2-10 边缘位于龈上,治疗过程中不会损伤牙龈组织,有利于牙龈健康

对于非美学区域,从理念上讲应尽量将预备体边缘设为龈上,减少损伤牙龈组织的机会。

而在美学区域,需要考虑的美学因素更多。颜色是影响边缘位置设定的一个最直观问题。只有当基牙颜色非常正常,不需要通过修复体的遮盖改善颜色效果,并且修复体具有非常好的透光效果时,才可以将边缘设定在牙龈以上(图2-11,图2-12)。否则就会造成整体颜色的不一致,或者明显的分段效果,影响修复后的美学效果。

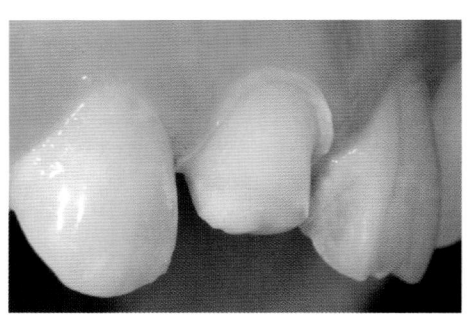

图2-11　基牙颜色非常正常,边缘龈上

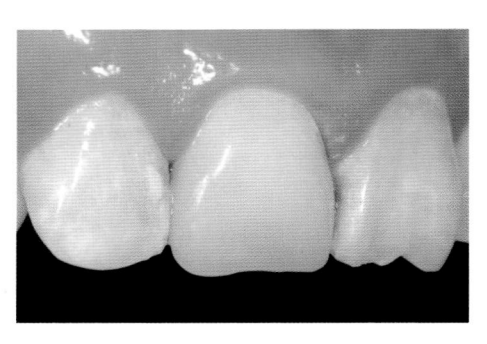

图2-12　修复体透光效果很好,与基牙龈上部分可以融为整体,获得良好美学效果

三、齐龈边缘

齐龈边缘就是将预备体边缘线平齐牙龈设计。

传统观念是不支持齐龈边缘的,认为齐龈边缘在美观性上不如龈下边缘、在自洁性上不如龈上边缘。近年来,齐龈边缘越来越被临床医生所接受,其特性被描述为在美观性上好于龈上边缘、在自洁性上好于龈下边缘。

齐龈边缘最大的优势就是在排龈处理后可以获得和龈上边缘一样的操作便利(图 2-13,图 2-14)。

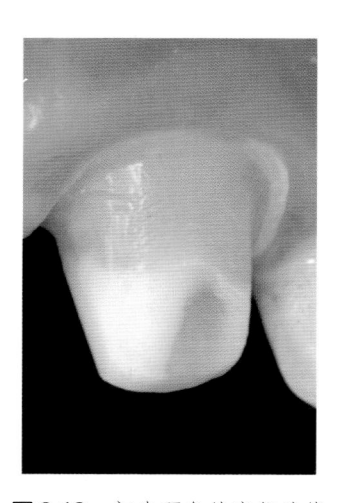

图2-13　初步预备的齐龈边缘

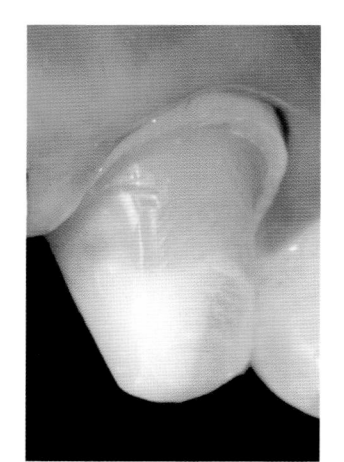

图2-14　排龈处理后边缘暴露,利于边缘抛光、制取印模以及粘接清洁

齐龈边缘不适合应用于基牙颜色比较深的病例,否则一旦牙龈发生退缩,就会暴露不佳的基牙颜色,造成明显的美学风险(图2-15)。因此,齐龈边缘仅适用于基牙颜色正常或仅有轻微异常的患牙。

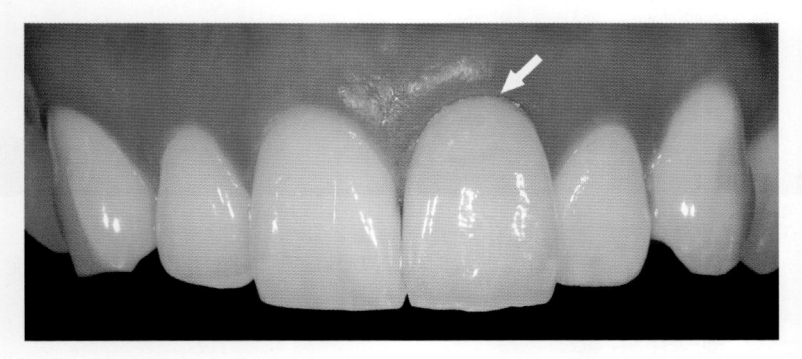

图2-15 齐龈边缘,牙龈略退缩,边缘基牙颜色暴露

四、龈下边缘

龈下边缘存在明显的软组织风险。如果边缘密合度控制欠佳,就可能会造成牙龈红肿,牙龈出血等各种问题(图2-16,图2-17)。

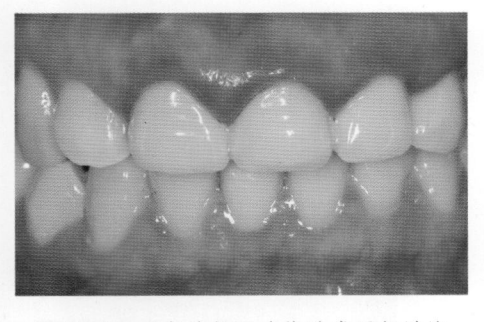

图2-16 不良的龈下边缘造成牙龈肿胀

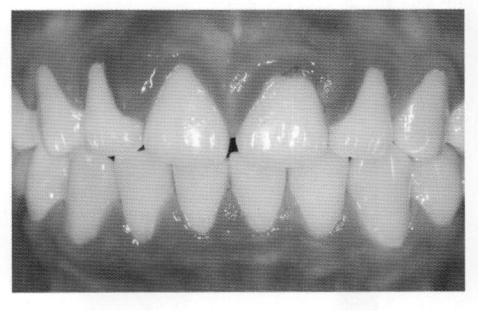

图2-17 不良的龈下边缘造成牙龈红肿

因此,从理论上讲龈下边缘是最应该避免的,尤其是较深的龈下边缘。

但是,龈下边缘虽然存在风险,但其并不一定就代表着对牙龈组织的损伤。即使是位置比较深的龈下边缘,只要在龈沟范围以内、没有破坏结合上皮,对修复体的密合度控制得当,仍可以获得非常健康的术后效果,并不会给患者带来牙龈组织的损伤(图2-18,图2-19)。

需要考虑应用龈下边缘的情况包括:

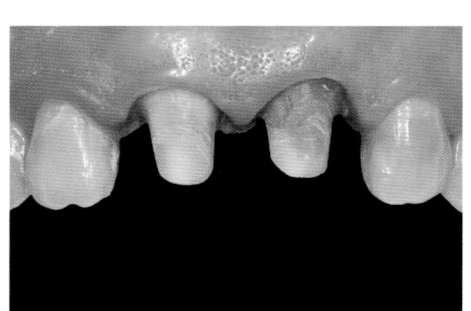

图 2-18　基牙颜色很深,设置深龈下边缘,预备过程中没有损伤牙龈组织

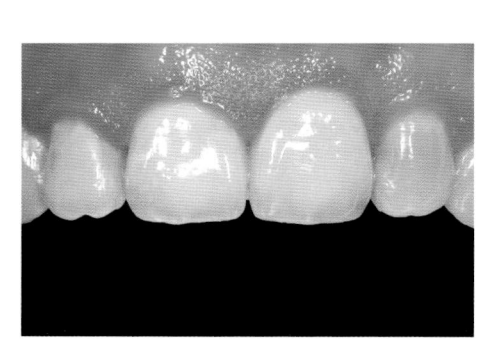

图 2-19　修复体边缘控制优秀,修复后获得非常健康的牙龈组织效果

(一) 颜色

当基牙颜色较深时,就应该考虑将修复体的边缘设计在龈下,对基牙颜色进行彻底地遮盖,避免牙颈部基牙颜色暴露造成对美学效果的影响。而且,基牙颜色越深,边缘设置的位置越深,以便更有效地遮挡牙颈部的颜色,避免在龈缘位置透出基牙颜色。

(二) 固位

当临床冠高度不足时,将边缘延伸至龈缘以下,可以增加一定的预备体龈𬌗高度,改善固位效果。这对一些临床冠高度欠佳的基牙来讲,是非常具有意义的(图 2-20 ~ 2-22)。

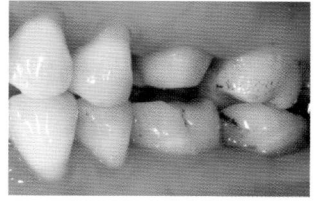

图 2-20　边缘预备延伸至龈下,增大龈𬌗高度

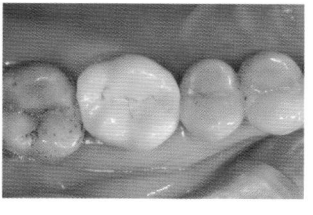

图 2-21　后牙全锆修复体

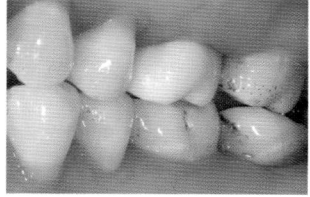

图 2-22　修复体边缘达到龈下,获得足够的机械固位

对于可以应用玻璃陶瓷材料制作的修复体,由于可以形成有效粘接固位,因此对修复体的机械固位要求就不像其他材料制作的修复体那样严格。

此时,如果基牙颜色非常正常,或者属于对美观要求不是十分严格的患者或位置时,也可以采用齐龈边缘甚至龈上边缘,并不一定要将边缘向牙龈以下延伸(图 2-23,图 2-24)。

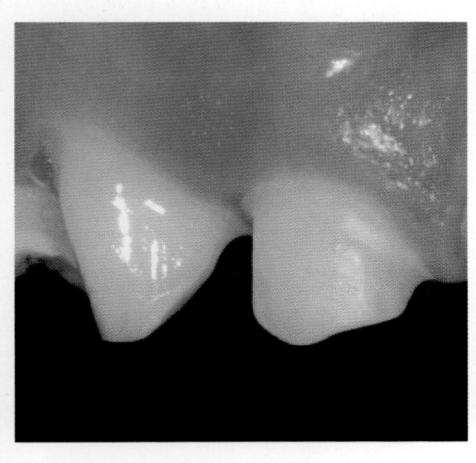

图2-23 基牙颜色正常,设计采用玻璃陶瓷制作修复体,虽然预备体龈殆高度较低,仍可采用齐龈或龈上边缘

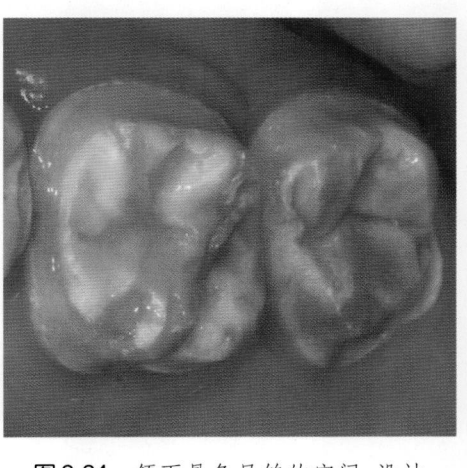

图2-24 殆面具备足够的空间,设计玻璃陶瓷修复体。由于修复体位于后牙区域,对美观要求较低,因此采用齐龈边缘或龈上边缘

(三) 抗力

牙本质肩领是保证剩余牙体组织抗力、防止劈裂的重要结构,在牙体预备中应尽量保存牙本质肩领。这个理念经过近十年的不断强化,大部分医生已经熟记于心。

然而,很多牙齿缺损严重,如果将预备体边缘设计为龈上或者齐龈,则可能完全不具备牙本质肩领,或者不能获得完整的牙本质肩领,这对于预备体的抗力造成非常不良的影响(图2-25)。

在这种情况下,尽量将预备体边缘向龈下延伸,不仅提高美观效果和固位

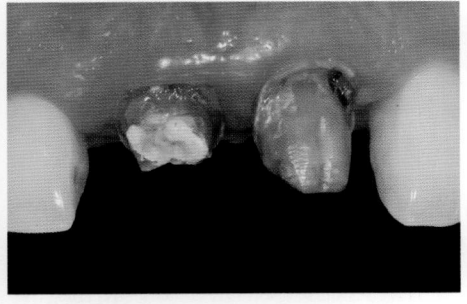

图2-25 破坏严重的牙齿,不具备完整2mm高的牙本质肩领

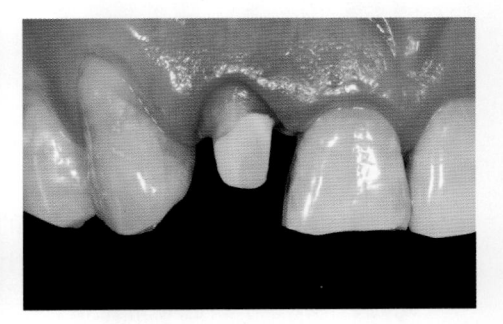

图2-26 边缘达到龈下,在不利的条件下创造、增加一部分牙本质肩领的高度

效果,还可以增加甚至创造牙本质肩领的高度,这对于提高剩余牙体组织抗力是具有实际意义的(图2-26)。

(四) 形态

将预备体边缘设计为龈下,还可以满足很多形态设计上的需要。

牙龈形态是天然牙或修复体临床冠部形态的重要组成部分(图2-27)。修复体的穿龈部分形态会影响到牙龈的形态,与此同时,牙龈形态又会影响修复体的临床冠部形态。这个理念就是"穿龈轮廓"的理念。

所谓穿龈轮廓,就是修复体自龈沟以上、至穿出牙龈部分的形态和凸度,它会对牙龈形态、临床冠形态产生明显影响。需要注意的是,穿龈轮廓与生物学宽度是完全不同的两个概念,在规范的操作的前提下,对穿龈轮廓的调整、控制是不会影响到生物学宽度的(图2-28)。

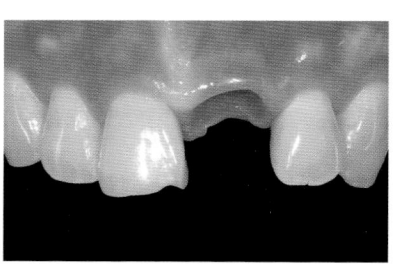

图2-27　牙龈形态影响修复体的形态

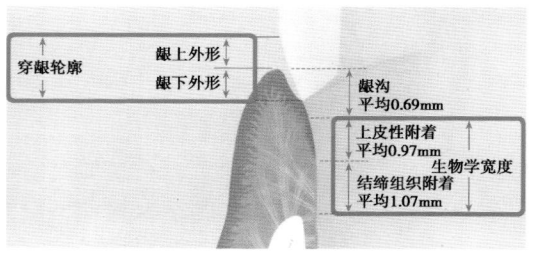

图2-28　穿龈轮廓与生物学宽度
(引自伊藤雄策《暂时性修复体》)

当需要对牙龈形态进行调整时,有不同的选择。如果需要大面积、大范围调整牙龈曲线,或者说重新创造、塑造一条新的牙龈曲线时,牙周手术是一个非常必要且有效的治疗手段;如果需要在龈沟深度以内进行形态、轮廓的改善,则通过临时冠的穿龈轮廓进行调整则是一个非常适宜的、更精确、更微创的治疗方法(图2-29~2-34)。

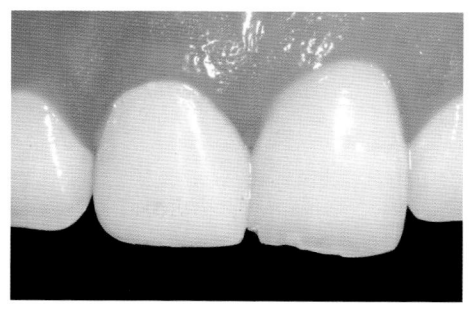

图2-29　修复前,患牙临床冠短于同名牙

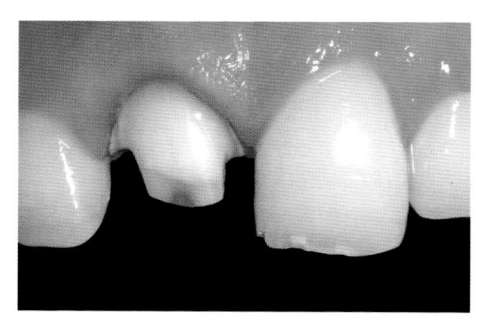

图2-30　牙体预备,将边缘设计为龈下

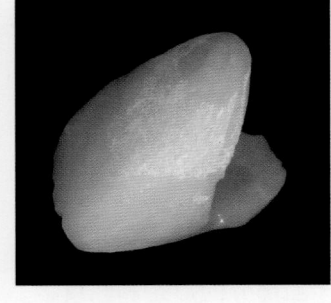
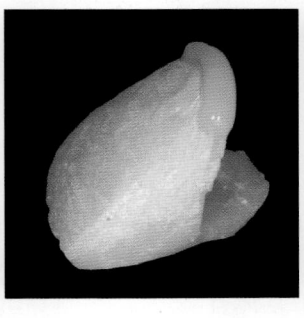
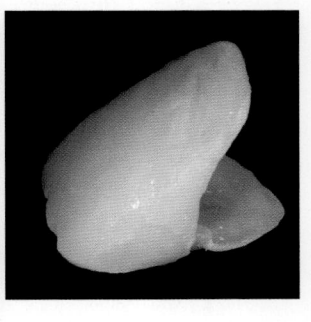

图 2-31 调整临时修复体的穿龈部分凸度

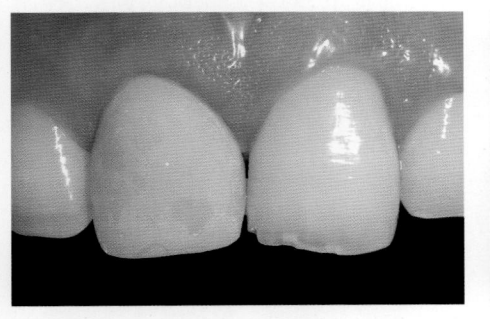
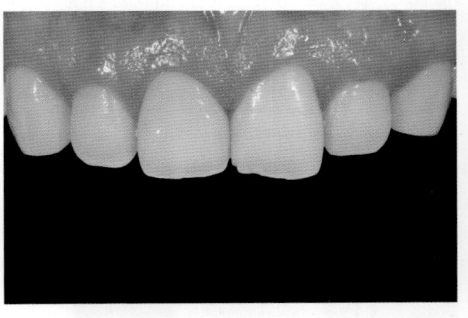

图 2-32 调整后的临时修复体戴入，牙龈形态随着穿龈轮廓的调整而变化，修复体形态获得改善

图 2-33 按照新的牙龈曲线完成的修复体，外形轮廓与同名牙一致性明显增强，获得比较满意的修复效果

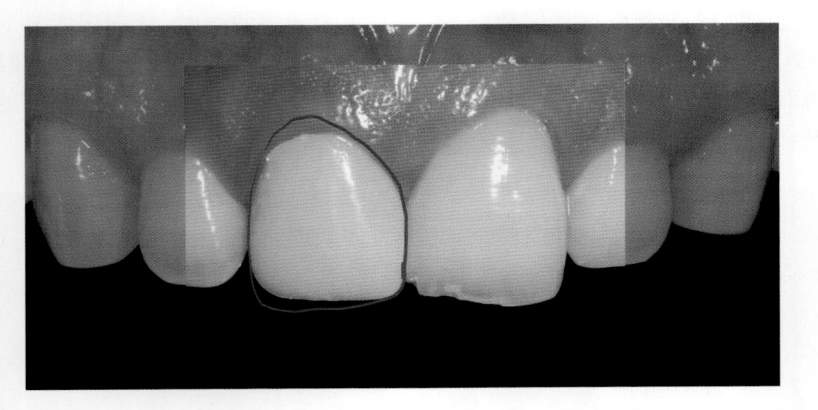

图 2-34 修复前后的对比，可以看到修复后牙龈曲线整体向根方移动，并且牙龈曲线最高点（Z 点）也按照同名牙的特点向远中位置移动。这一类非常精确的形态调整通过临时冠的穿龈轮廓改变来调整，较通过其他治疗手段更易获得精确的效果

利用控制穿龈轮廓的方法,可以使一些疑难病例获得满意的治疗效果。牙周手术和穿龈轮廓的调整两种治疗手段,有时需要结合应用,有时需要认真思考、选择应用(图2-35～2-55)。

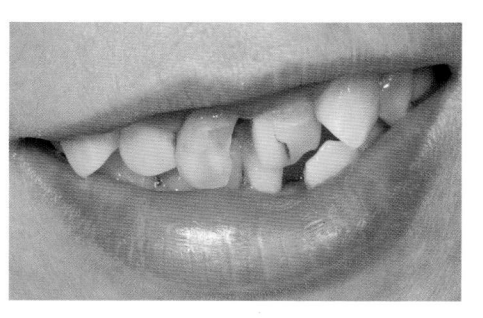

图2-35　治疗前,前牙缺损,露龈微笑

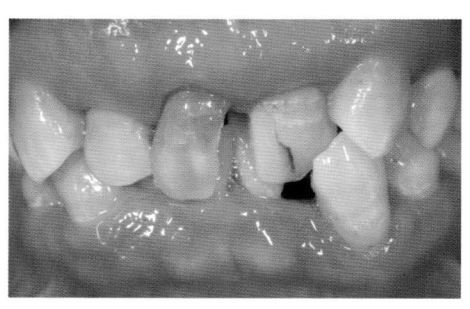

图2-36　左侧切牙缺失,前牙深覆𬌗

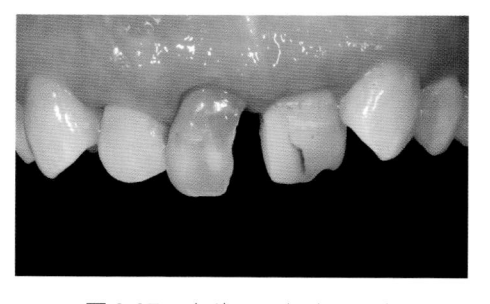

图2-37　上前牙牙龈曲线不良

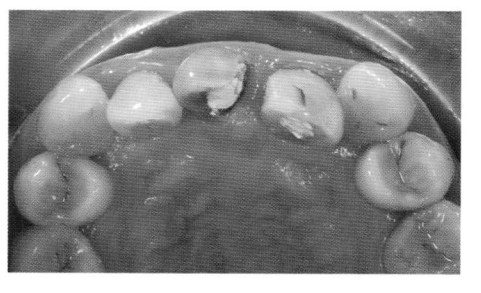

图2-38　上前牙整体偏腭侧

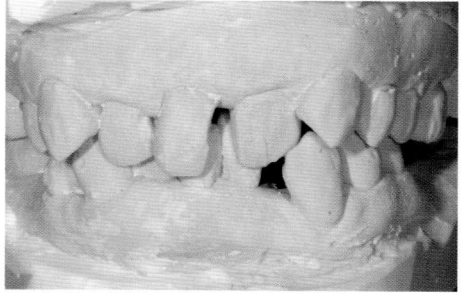

图2-39　研究模型

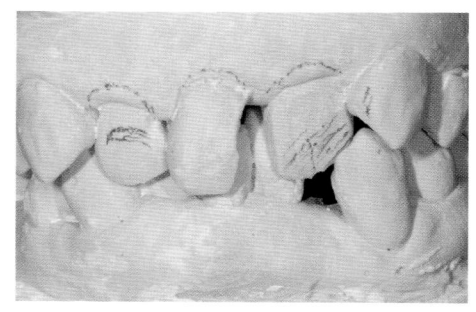

图2-40　设计合理的牙龈曲线

　　该患者的最佳治疗方案是先正畸治疗,改善上前牙排列、位置,再进行修复治疗。但患者年纪较大,不能接受正畸治疗,要求直接考虑修复治疗。由于患牙整体偏向腭侧,采用牙周手术不能获得满意的美学效果。经探测患牙均有3mm左右的龈沟深度,决定利用穿龈轮廓调整形态。

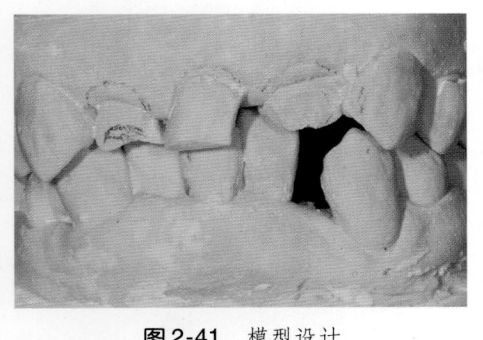

图 2-41 模型设计

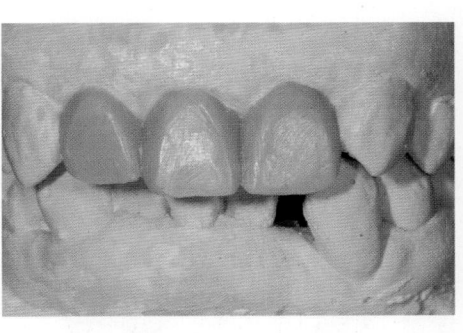

图 2-42 诊断蜡型

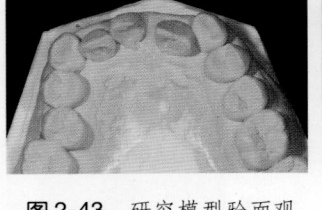

图 2-43 研究模型𬌗面观

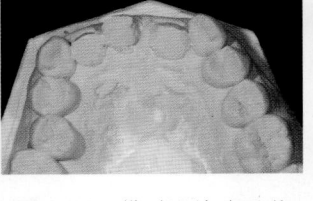

图 2-44 模型设计𬌗面观

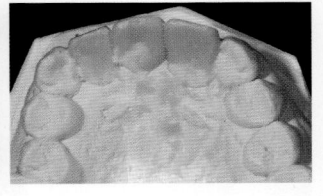

图 2-45 诊断蜡型𬌗面观

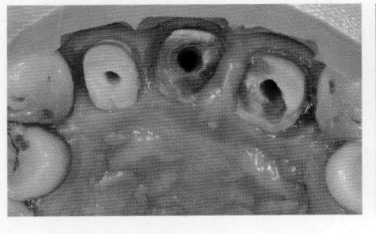

图 2-46 导板指示下进行桩核牙体预备

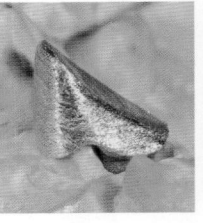

图 2-47 导板指示下进行桩核牙体预备

图 2-48 铸造桩核改善牙体长轴方向

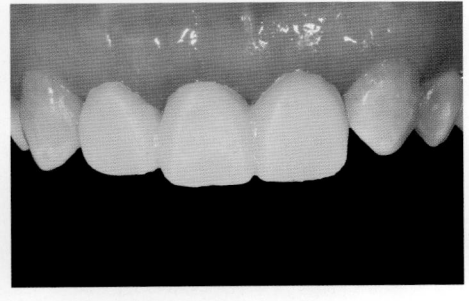

图 2-49 利用诊断蜡型在口内复制临时修复体,唇侧为"背猴"形式

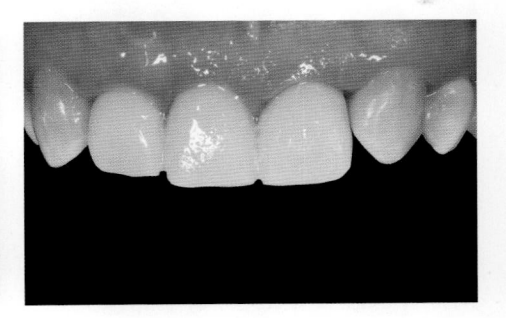

图 2-50 利用对临时修复体穿龈轮廓的不断调整,修复体成为从龈下穿出的形式

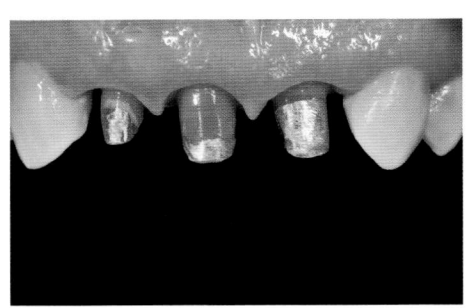

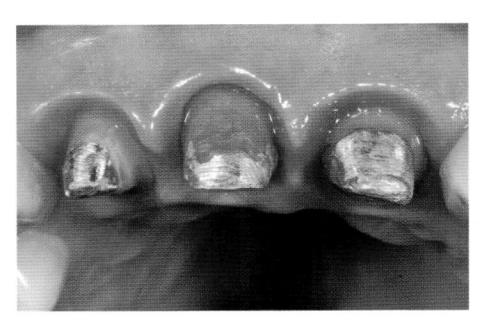

图2-51　去除临时修复体后可见的牙龈形态,牙龈曲线明显向根方移动,保存典型牙龈乳头形态

图2-52　殆面观,预备体周围形成明显的"牙龈袖口"形态,为永久修复的形态效果做好了准备。牙龈保持非常健康的状态

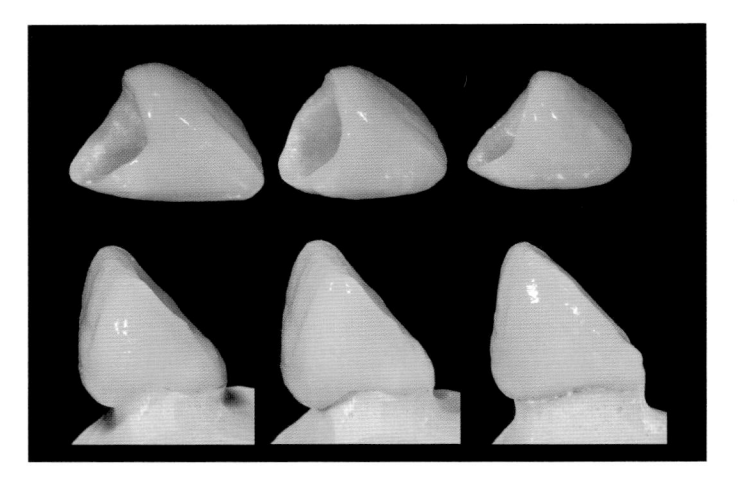

图2-53　永久修复体需要形成和临时修复体一致的穿龈形态

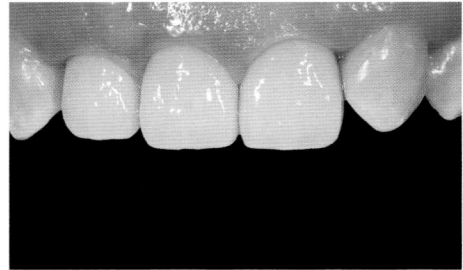

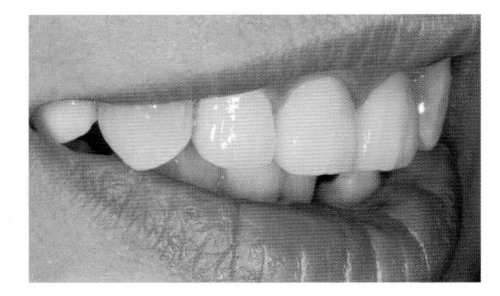

图2-54　修复后,牙龈曲线获得明显改善

图2-55　修复后非常健康的牙龈状态

五、边缘形态

边缘的形态分为很多种,在不同的教材、参考书中命名也不尽相同,在学习中经常会造成一些疑惑。学习牙体预备的边缘设计,需要先对这些看似非常复杂的边缘形态进行分析、理解,掌握各种形态适合的修复体类型,之后再了解各种边缘形态的预备方法。

工具决定结果。正如木刻刀的每一次雕刻都会在木板上留下刀痕,车针的每一次磨削也会在牙体上留下它的痕迹(图2-56)。只有具备适合的裱花工具,才能很容易的做出漂亮的奶油花(图2-57,图2-58)。如果工具是错误的,就很难获得正确的结果。当决定采用某一种边缘形态时,就需要应用与之相配套的车针。具体关于车针的认识和选择,将在第六章中详细介绍。

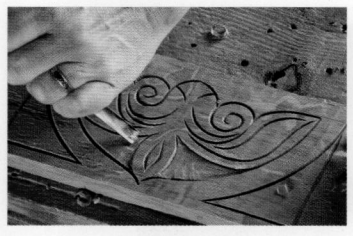 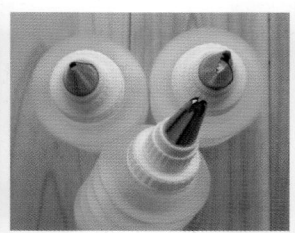 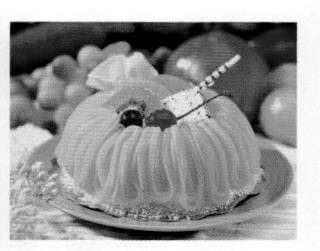

图2-56 刻刀在木板上留下刻痕 　**图2-57** 不同的裱花工具 　**图2-58** 奶油装饰的蛋糕

六、半径边缘

按照牙体预备时车针切削进入牙体组织内的深度,可以将边缘形态大体上分为半径边缘和直径边缘两大类。

半径边缘是指在牙体预备过程中车针进入牙体组织内一半、另一半保持在牙体组织外,按车针尖端的形态可分为刃状、羽状、斜面、浅凹、1/2 凹形等五种(图2-59)。

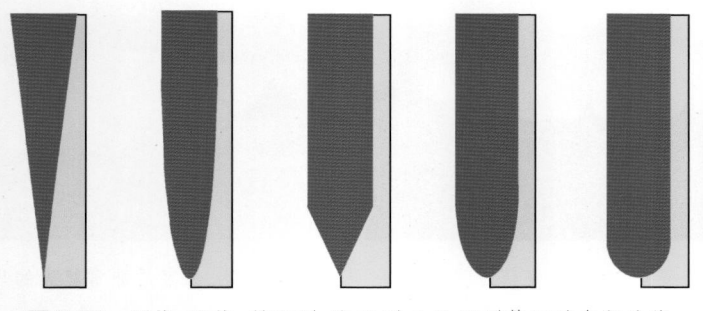

图2-59 刃状、羽状、斜面形、浅凹形、1/2 凹形等五种半径边缘

（一）刃状

刃状边缘是采用尖端非常细、尖的车针进行预备，没有明显的边缘终止线，预备面与剩余牙体组织形成连续、过渡的边缘形态。

这种形式没有确定的边缘终止线，技师在进行修复体制作时难以确定准确的边缘位置；同时，由于牙体预备为修复体预留的空间非常有限，修复体边缘位置必须非常菲薄。因此，这类边缘在临床实际工作中不是常规推荐应用的。

如果已经预备了这种边缘，则必须采用延展性非常好的材料进行修复体加工，最适宜的材料是贵金属材料。氧化锆材料强度大，但延展性不足，不适合应用于这种边缘形态。

（二）羽状

羽状边缘较刃状边缘略厚，并且可以确定边缘终止线，有利于技师制作修复体，并且可以给修复体一定的空间获得强度，是临床工作中可以应用的最低牙体预备量的边缘形态。常规的金属铸造冠、全锆冠一般建议采用这类边缘形态。

（三）斜面

斜面边缘较羽状边缘厚一点，并且可以相对更容易的确定边缘终止线。但是由于边缘厚度相对仍然较薄，因此美学效果一般，一般仅用于美观要求不高区域的烤瓷修复体（图 2-60）。

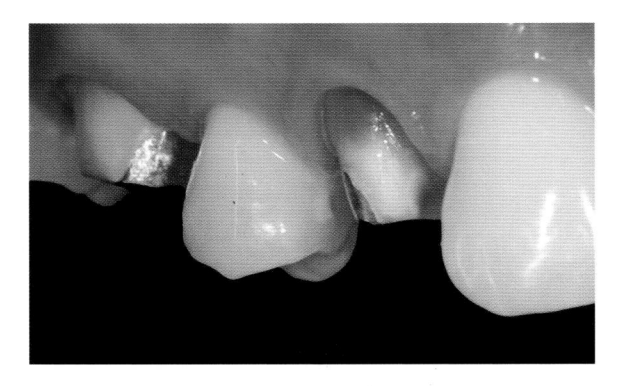

图 2-60　后牙区域的烤瓷修复体，应用斜面边缘

（四）浅凹

浅凹边缘在边缘位置的厚度较斜面边缘有所增加，美学效果较斜面边缘又有所提升，具有中度的美学效果。

浅凹边缘可应用于带有饰面的氧化锆瓷冠（图 2-61）；对于下前牙修复体，由于基牙本身体积较小，为尽量减小牙体预备量、避免因备牙量过大对基牙造成不良影响，可选择浅凹边缘，虽然对美观性能会有一些影响，但由于通常下前牙颈部暴露不多，美学效果一般可以接受（图 2-62）；对于上前牙美学区域的牙齿，如果基牙颜色非常正常，因为形态、排列等问题设计微创贴面修复，为尽量减小牙体预备量，也可以采用浅凹边缘（图 2-63）。

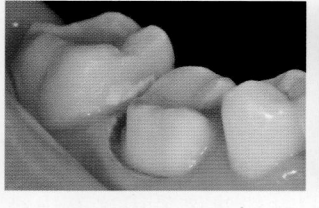 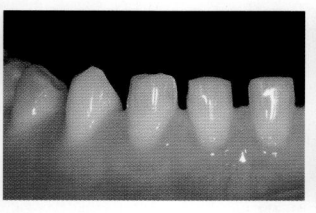 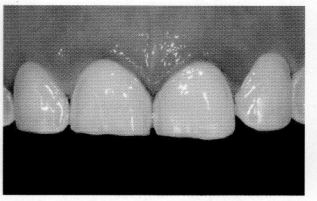

图 2-61　带饰瓷的氧化锆瓷冠，常规采用浅凹边缘　　图 2-62　下前牙区域采用浅凹边缘　　图 2-63　上前牙微创贴面，设计浅凹边缘

（五）1/2 凹形

1/2 凹形边缘是厚度最大的半径边缘，其边缘厚度较大，易定位，具有较好的美学效果。

对于基牙颜色比较正常的牙齿，进行瓷贴面修复时最常用选择的就是 1/2 凹形边缘（图 2-64）。

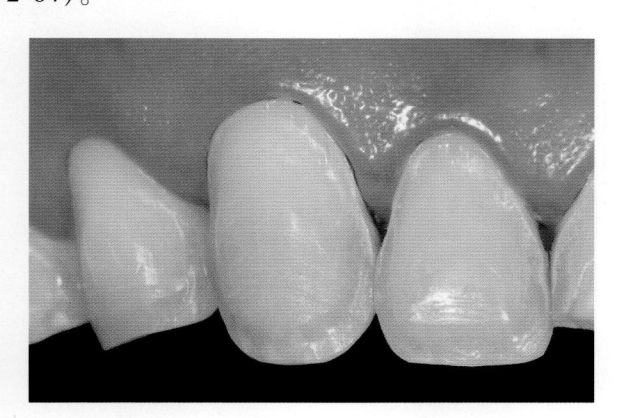

图 2-64　常规瓷贴面修复，采用 1/2 凹形边缘

所有半径边缘均可应用于龈上或齐龈位置(图2-65);将半径边缘应用在龈下时,由于车针有一半悬在牙体组织之外,可能对牙龈组织带来损伤,因此只能应用在较浅的龈下位置,并且车针尖端直径越粗大,可以进入龈下的部分就越有限;如果在牙体预备中采取术前排龈或者术中排龈的方式,在排龈后再进行精细预备或精修,则可以将半径边缘向龈下进一步延伸,但仍属于较浅的龈下边缘(图2-66)。

半径边缘应用时最重要的问题就是不要造成牙龈组织的损伤。

浅凹边缘和1/2凹形边缘应用于玻璃陶瓷贴面修复体可获得美观的修复效果;其他边缘形式由于厚度过小不能应用玻璃陶瓷材料,因此不能获得很好的美观效果。

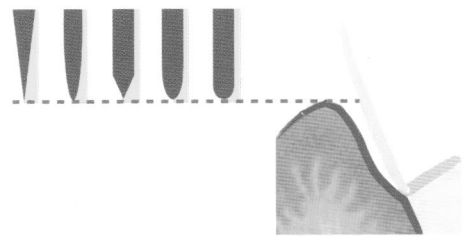

图2-65　半径边缘应用于龈上边缘或齐龈边缘都是安全的

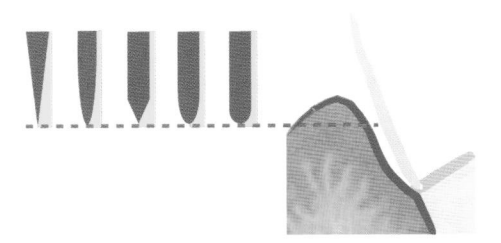

图2-66　半径边缘可以应用于较浅的龈下边缘,允许进入的安全深度与车针尖端直径相关

七、直径边缘

直径边缘包括直径凹形、凹形平面、深凹、深凹平面、直角边缘等形式,这些边缘共同的特点是,牙体预备中需要把车针完全埋入牙体组织内,利用车针的整个直径进行牙体预备,因此统称为直径边缘(图2-67)。

采用这类边缘时,只要车针在牙体组织的空间内部进行操作,深度未及结合上皮,就不会对牙龈组织带来损伤。因此,在制备采用龈下边缘时,采用正确的方法制备直径边缘其实是比较安全的选择。

3/4凹形边缘是一种比较特殊的边缘形式,是将车针直径的3/4切入牙体组织内部,其制备特点与半径边缘有接近的地方,而形成的边缘性能介于半径边缘与直径边缘之间。3/4凹形边缘将在本部分中与其他几种凹形边缘一起进行比较说明。

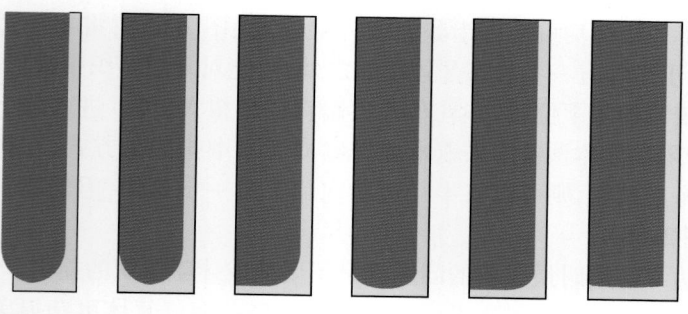

图2-67 依次为3/4凹形、直径凹形、凹形平面、深凹、深凹平面、直角边缘

（一）3/4凹形和直径凹形

3/4凹形是预备时车针的3/4进入牙体组织，1/4悬在牙体组织以外；直径凹形是车针直径全部进入牙体组织内部。与凹形边缘比较，这两种边缘都会形成"边缘飞边"，在传统修复形式中是不允许采用这两种边缘形式的（图2-68）。

形成飞边对于制取印模是不会带来不良影响的，甚至可以让印模看起来更清晰（图2-69）；采用高强度模型材料灌制模型时，飞边也不一定会带来问题，可以被完全准确地复制到模型上；但是，一旦模型需要在技工室进行分割、修整、制作代型等复杂的加工步骤，薄弱的飞边就有可能遭受破坏，造成边缘形态的不完整，继而影响修复体的制作，降低修复体的密合度。

因此，这种带有飞边的边缘形式，在采用需要形成代型的传统修复体加工流程时是坚决不能采用的（图2-70）。

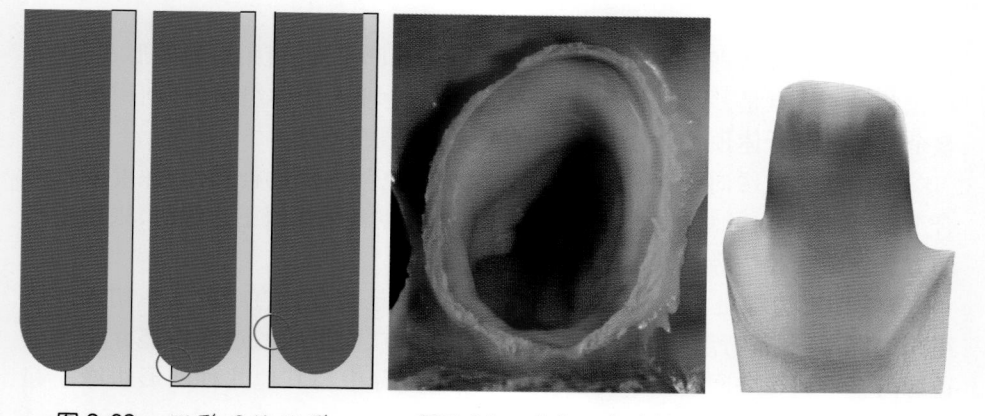

图2-68 凹形、3/4凹形、直径凹形三种边缘形式，后两种会形成"边缘飞边"

图2-69 形成飞边对制取印模没有明显不利的影响

图2-70 形成飞边对制作代型有明显影响

对于不需要进行模型代型制作的加工形式,比如利用直接在口内制取数字印模、或者扫描原始石膏模型形成数字印模的技术,形成数字代型,从修复体加工的角度讲可以应用这类具有飞边的边缘形式,并且似乎更有利于边缘定位(图2-71,图2-72)。但是从余留牙体组织强度和修复后美观效果考虑,过于明显的"飞边"仍然是不利的。

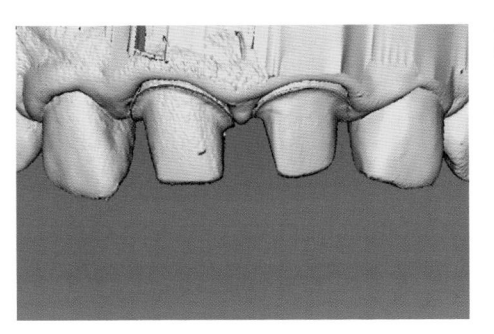

图2-71　3/4 凹形边缘,口内数字扫描

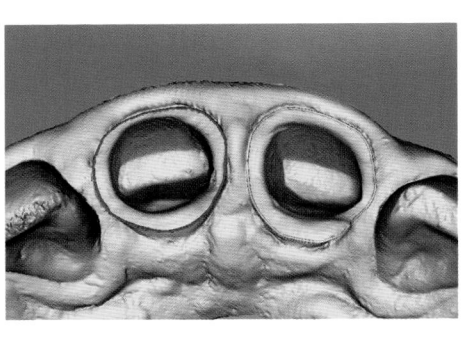
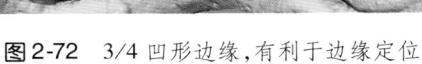

图2-72　3/4 凹形边缘,有利于边缘定位

（二）深凹

这是一种边缘位置较凹形厚度更大的边缘形式,通常完全进入牙体组织内部,形成直径边缘。

在3/4 凹形、直径凹形、深凹三种带有飞边的边缘形式中,直径凹形形成的飞边最尖锐,强度最薄弱,最有可能影响修复后的美学效果。而3/4 凹形和深凹边缘形成的飞边则相对较平缓,强度较好,不易被破坏,对美学效果的影响也非常轻微。因此,直径凹形边缘通常不被采用,而是被另外两种边缘形式所取代(图2-73)。

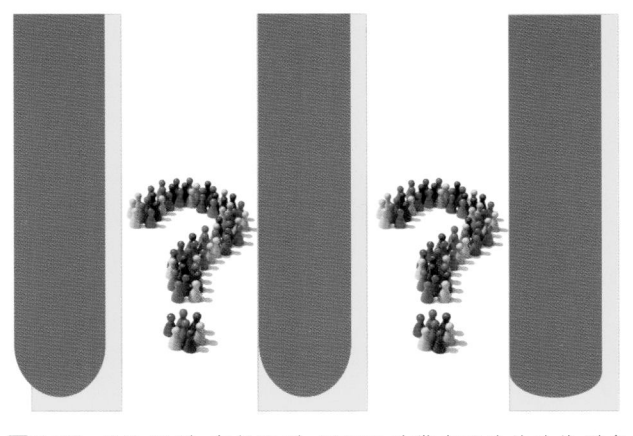

图2-73　3/4 凹形、直径凹形、深凹三种带有飞边的边缘形式

对于基牙颜色相对正常、修复体厚度可以较小、同时边缘位置可以相对较浅的牙齿，就可以采用3/4凹形边缘，将边缘位置设定在龈沟内较浅的位置，甚至齐龈或龈上；对于基牙颜色相对较深的牙齿，修复体的厚度就应该比较大、同时边缘位置应该向龈沟内更深入，就应该采用深凹边缘，将边缘位置设定在龈下较深的位置。

（三）平面凹形和平面深凹

在形成带有飞边的凹形边缘或深凹边缘以后，再采用边缘修整车针或釉质凿等器械将边缘飞边完全去除，形成光滑的边缘平面，就成为平面凹形或平面深凹边缘。

这类边缘的优势在于边缘厚度非常大，非常有利于修复体的强度和美观性能；同时，这类边缘不会对印模制取、模型灌制带来不利影响（图2-74），并且在模型的边缘位置具有足够强度，不会在操作中破坏边缘形态，有利于修复体的制作（图2-75）。因此，采用常规加工方式制作全瓷修复体时均应制备这一类边缘形式，这也是最经典的美学修复边缘预备形式。

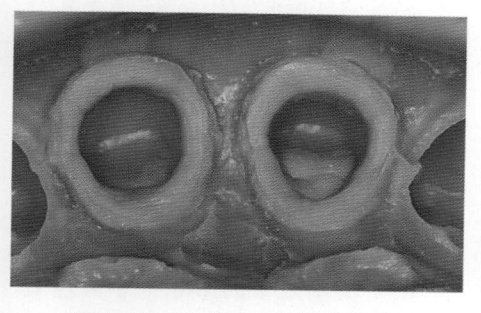

图2-74 平面深凹边缘印模制取

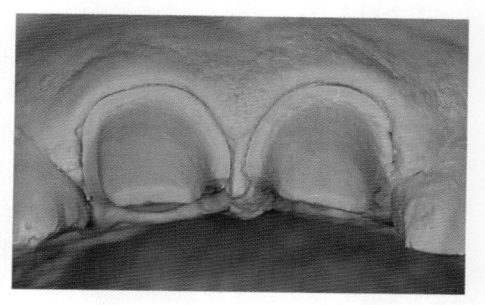

图2-75 平面深凹边缘灌制模型

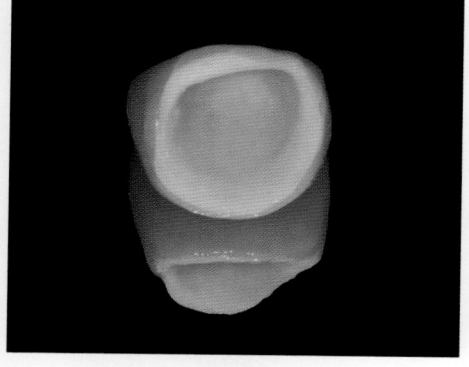

图2-76 传统全瓷材料透光性不足，需采用平面深凹边缘形式

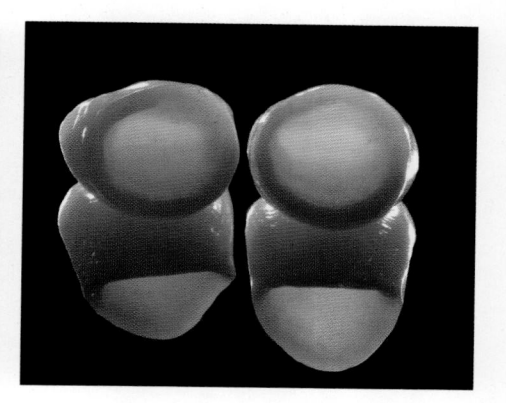

图2-77 目前的全瓷材料通常透光性较好，常规采用平面凹形边缘形式

这两类边缘相比较,平面深凹边缘的厚度更大,更有利于修复体的美学效果,传统烤瓷修复和早期全瓷修复因为内冠不透光或者透光性不佳,需要采用平面深凹边缘(图2-76);现代全瓷修复材料透光性通常非常好,因此对于边缘厚度要求不像传统材料那样苛刻,平面凹形边缘就完全可以满足目前的全瓷材料的需求,成为目前全瓷修复的常规预备形式。

(四) 直角

直角边缘为修复体边缘提供的空间最大,足够的厚度可以获得足够的强度和美学效果,并且可以获得最大的有效固位高度,具有其一定的优势。

但是直角边缘会造成预备体的应力集中(图2-78),在受力状态下相对于其他边缘形式易引起基牙折断,因此常规不推荐采用这种边缘。

另外,直角边缘的预备形式对于一些加工形式也不适宜,比如金沉积内冠、很多CAD/CAM加工的全瓷内冠,都无法加工出直角边缘,基牙预备成直角形式的边缘反而会造成内冠内部的不贴合,降低固位效果。

因此,在目前的美学修复理念中,已经不推荐采用这种边缘形式。

不过,即使是采用顶端为直角形的车针进行预备,也只有在车针非常新、非常锐利的时候才能预备出绝对的直角边缘;而一旦车针经过使用,顶端直角位置的金刚砂粒会很快被磨耗,此时预备出的边缘就成为介于深凹边缘与直角边缘之间的形式(图2-79)。

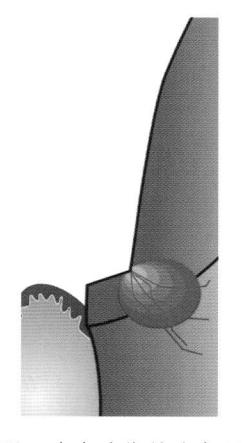

图2-78　直角边缘易造成预备体应力集中

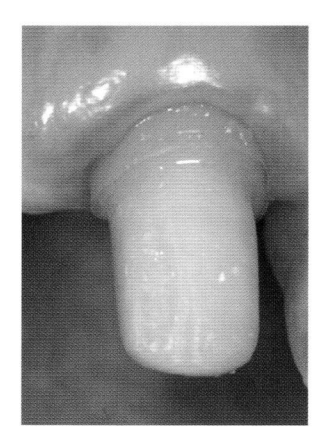

图2-79　介于直角和深凹之间的边缘形式

第三章　抛光

牙体预备初步完成后,应对预备体进行检查。

抛光是牙体预备的常规操作,也是牙体预备完成前重要的一步。

通过抛光,预备体的表面更加光滑平整,肩台、线角清晰圆钝,制取的印模更加准确,可以提高最终修复体的密合性。

选择适宜的工具,预备体能够获得更好的抛光效果。

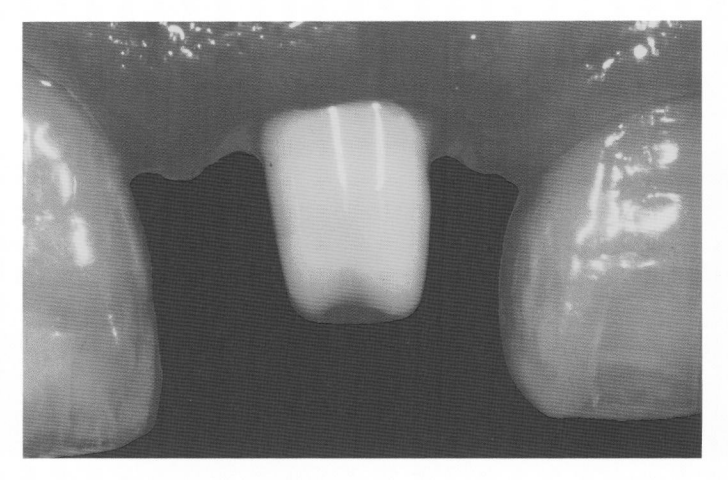

一、附着

"附着"一词在现代汉语词典中被定义为较小的物体黏着在较大的物体上。大自然及日常生活中随处可见附着这一动作的发生:水珠儿附着在窗户的玻璃上,病菌附着在实验器皿上等等。附着,在越粗糙的物体表面上越容易进行。同样环境条件下的一面山壁,未经处理的表面坑洼不平,覆满青苔,而石刻文字的表面经过工匠打磨抛光,又涂上了红漆,百年来依然光洁(图3-1)。

在预备体表面同样存在附着的问题。牙体预备后,由于表面釉质的磨除,预备体表面的光洁度较预备前下降,大大提高了色素、软垢、菌斑等的附着能力。即便是制作了临时修复体,由于材料性能和边缘密合性的限制,仍然不能完全避免这类问题。

色素、菌斑、软垢等在预备体表面的附着,一方面影响预备体表面的颜色,有可能进一步影响最终修复效果;另一方面还可能影响最终修复体的粘接。显然,这种附着是医师不希望发生但又无法完全避免的。那么,如何减小这种

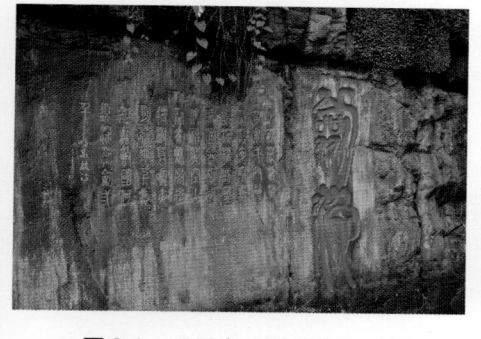

图3-1 不同表面附着情况不同

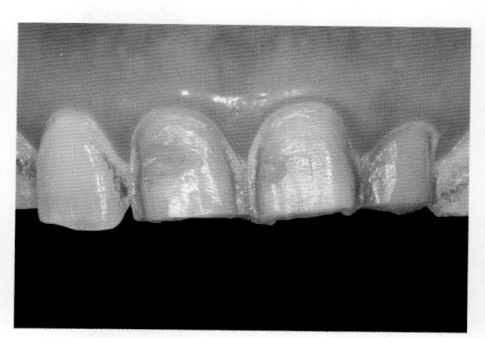

图3-2 未经抛光的预备体表面

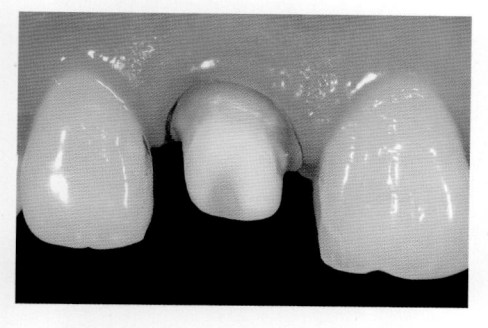

图3-3 充分抛光后的预备体表面

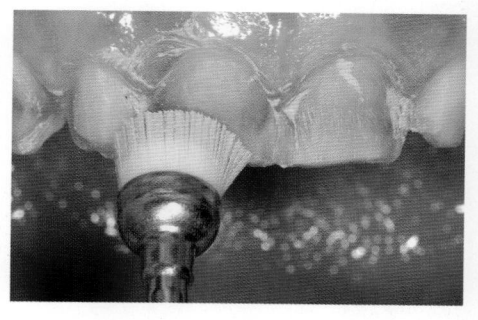

图3-4 粘接前表面清洁

不良影响？抛光是非常必要的。表面高度抛光后的预备体，色素、软垢的附着率明显低于未抛光的预备体（图3-2，图3-3）。同样道理，在最终修复体粘接前也需要使用抛光膏进行预备体的表面清洁，进一步去除附着物（图3-4）。

二、磨损

磨损，顾名思义就是摩擦造成的损耗，也是广泛存在于自然界的现象之一。我国自古就有"铁杵磨成针"的典故，巨大的石块通过长年累月地磨损就会变成细小的石砾。

在物理世界中，仅理想状态下绝对光滑的平面才不存在摩擦，从而也不存在磨损。经过金刚砂车针预备后的牙体表面可以见到明显的纹理（图3-5），这些纹理的存在一方面影响印模制取的精确性，容易发生表面细微结构的丢失；另一方面带有明显纹理和锐利线角的模型在技工制作过程中十分容易发生破损，从而影响最终修复体的就位及边缘密合性。经过表面充分抛光的预备体可以显著减小粗糙纹理和锐利线角的存在，从而避免这些问题的发生（图3-6）。

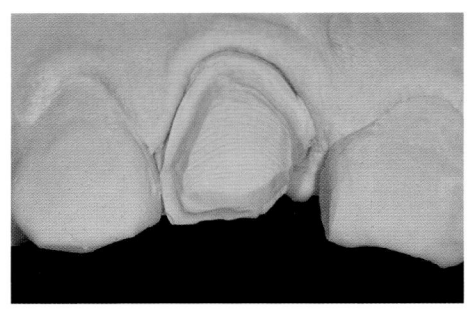

图3-5　未经抛光的预备体模型，可见明显纹理及线角

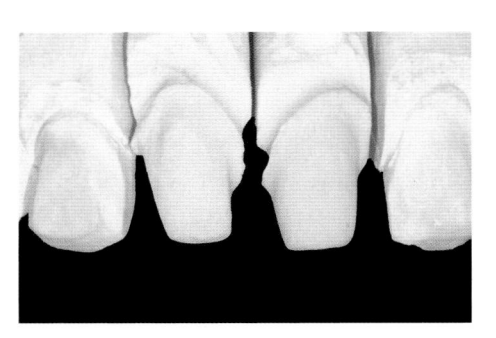

图3-6　充分抛光后的预备体模型，纹理细，线角圆钝

三、粘接

抛光是否会影响最终修复体的粘接强度？这是很多医生都存在的困惑。人们在认知上往往存在这样一个误区：表面越粗糙粘得越结实。最常被用于引证这一观点的实例就是补自行车内胎。

在找到内胎破损位置，粘接修补胶皮之前，修车师傅都会取出钢刷在破损位置周围来回刷上几下（图3-7，图3-8）。很多人认为这是为了把粘接面打毛，使其更加粗糙，其实不然。这一步骤实际上是为了去除表面的灰尘并磨除粘接胎面的横纹,而并不是为了将粘接表面处理粗糙。另一典型实例就是飞机的制造,大型客机的很多部件均需要高度抛光,而这些部件的组合也都是通过粘接完成的,强度也并不存在问题。

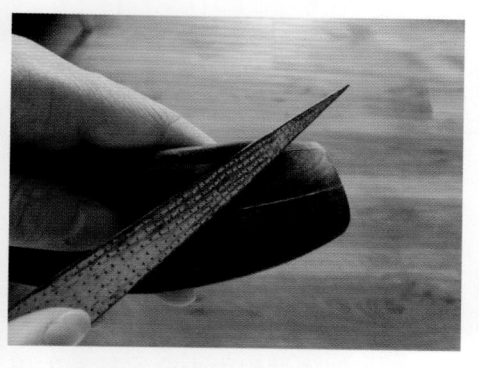

图3-7　修补自行车内胎前用钢刷打磨粘接表面

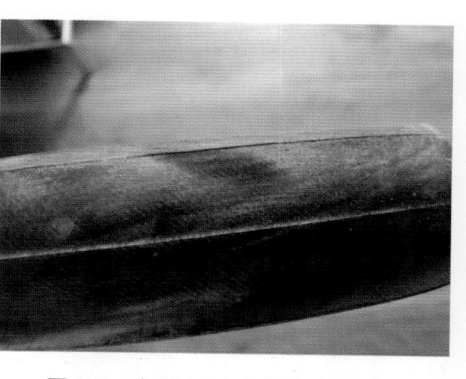

图3-8　打磨后的自行车内胎粘接表面

　　预备体表面的粗糙程度究竟会不会影响粘接强度呢?对于美学修复来说,预备体的表面无外乎存在釉质和牙本质两种界面。回顾文献,有大量关于这方面的研究。研究表明:不同预备车针预备后,釉质、牙本质表面的粗糙程度存在差别,且此种差别可被扫描电镜所观察(图3-9,图3-10)。以固美车针为例,中(标准)粒度金刚砂车针(无标)表面颗粒大小为107μm,细粒度(红标)表面颗粒大小为46μm,钨钢车针(红标)预备后粒度在8~10μm左右,精修组合车针预备后更可以达到5~8μm、肩台处2μm的粒度。无论是釉质还是牙本质,尽管表面粗糙程度存在差别,但均不影响其与修复体的粘接强度。

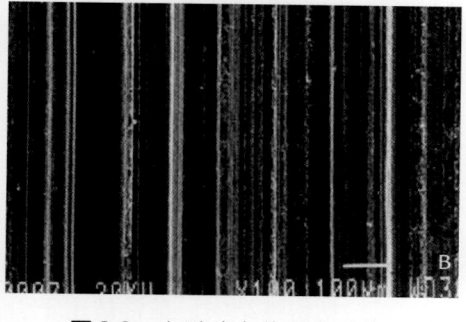

图3-9　金刚砂车针预备后的牙本质表面电镜扫描图像(×100)

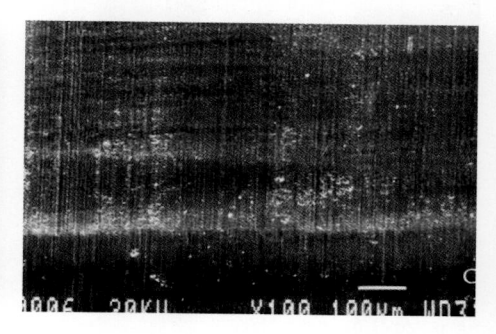

图3-10　抛光后预备体的牙本质表面电镜扫描图像(×100)

(图像来源:Mohamed F. Ayad,William M. Johnston,Stephen F. Rosenstiel,Influence of dental rotary instruments on the roughness and wettability of human dentin surfaces,J Prosthet Dent 2009; 102:81-88)

如前文所述,如果单纯从粘接这一角度来看待抛光的问题,似乎显得没有必要,毕竟抛光与否都不会影响到粘接强度。但如果考虑印模的制取问题,抛光的必要性就显现出来了。

美学修复过程中,建议选择硅橡胶材料双相一次法或改良双相二次法制取印模。预备体表面越粗糙,印模材凝固后脱出的过程中越容易发生微变形和微撕裂,影响印模的精确性,从而最终影响修复体的精确性。因此,抛光是十分必要的。

四、工具

前文已述,无论从附着的角度、磨损的角度还是印模制取的角度,抛光都是十分必要的。那么,如何达到完美的抛光效果,使预备体"光洁如玉"呢？首先,临床医师要有良好的抛光意识;其次,要选择适宜的临床操作工具。

传统牙体预备通常采用高速涡轮手机加旋转预备工具(车针),其优点是速度快、切割效率高,但预备不够精细。随着美学修复理念和相应设备技术的发展,越来越多的临床医师追求精细牙体预备。于是电动马达、增速手机及非旋转预备工具的应用逐渐广泛起来。

电动马达搭配1:5增速手机(图3-11),不仅可以达到足够的切割效率,而且在预备过程中能够很好的保持车针稳定,从而减少预备体表面不必要沟痕的出现。非旋转预备工具——超声工具,多是针对预备体肩台而设计,也有相应的超声抛光套装(图3-12)。采用超声器械预备后的肩台,与传统方法相比,其内角及外边缘线外形更加清晰连续,且表面粗糙程度可达到仅为传统旋转器械一半的精度。

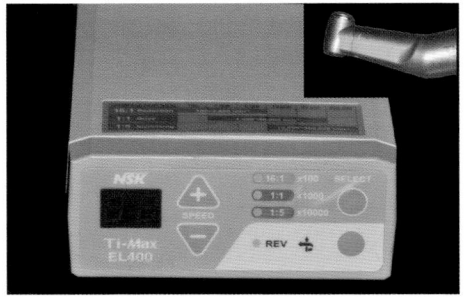

图3-11　电动马达配增速手机

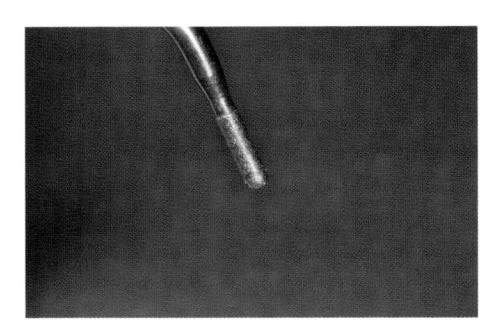

图3-12　超声肩台预备工作头

一般选择与预备车针型号相对应或接近的钨钢车针进行精修抛光（图 3-13），如果条件允许，也可以选择超声器械的相应抛光套装，其精修抛光后的表面光洁程度更佳。对于预备体过锐利的线角，建议采用成套的抛光轮进行修整使其圆钝（图 3-14）。

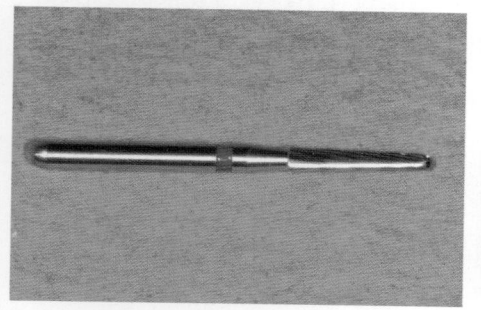

图 3-13 与预备车针型号相对应的抛光钨钢车针

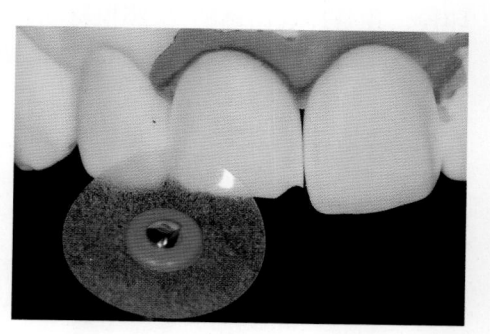

图 3-14 抛光轮抛光预备体线角

第四章　就位

就位就是修复体可以顺利到达预定的位置。

根据基牙特点、修复体特点确定就位方向。

在确定的就位方向上去除原有倒凹，形成就位通路。

牙体预备过程中要时刻关注就位问题，避免形成新的倒凹。

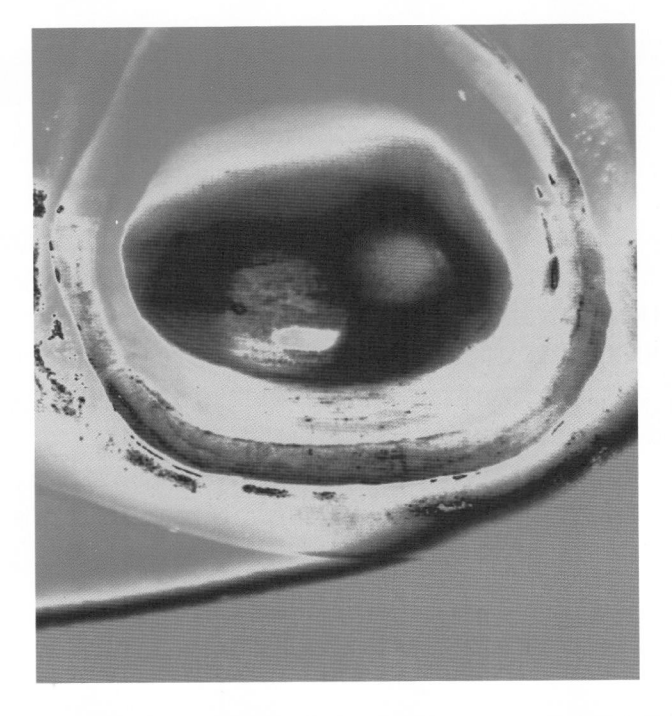

一、就位的意义

天然牙齿临床冠部的形态通常是在中 1/3 部位具有外形高点线,也就是从各个角度看经常都存在倒凹区域(图 4-1)。

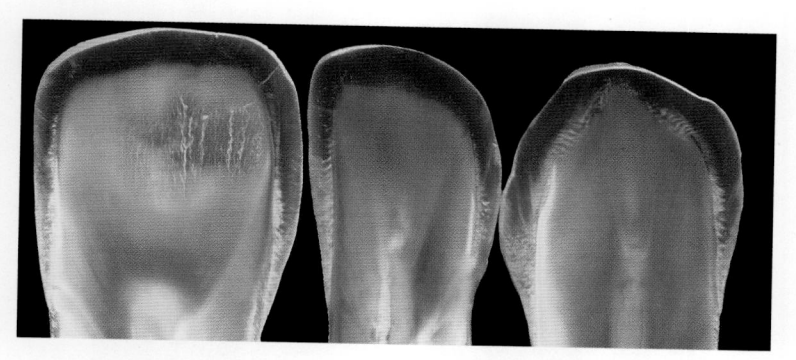

图 4-1 天然牙具有外形高点线,形成倒凹
(图片引自 Claude Sieber. *Motiuation*)

为了使修复体能够顺利到达预定的位置,和基牙结合成为整体,就需要在牙体预备过程中时刻考虑就位问题,为修复体创造就位通路。为减小操作难度,就位通路最好创造为直线通路。

在多个相邻牙齿修复时,有时就位道之间会有一定的相互影响,必须整体考虑,并设计合理的就位顺序,并且在试戴、粘接时一直按照这个顺序进行,才能保证修复体的就位和良好的术后外形效果(图 4-2 ~ 4-4)。

还有极少数特殊情况,为获得更好的固位效果或者美观效果,或者更少量的牙体预备,会将就位通道特别设计为旋转形。这需要术者具有非常强的空间想象能力。

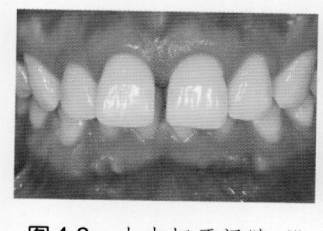
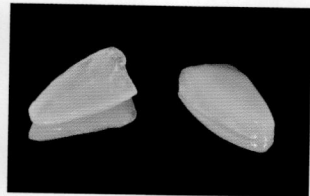
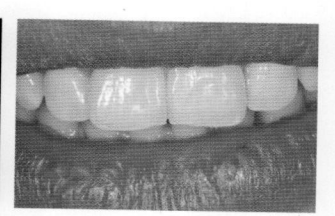

图 4-2 上中切牙间隙,设计无创瓷粘接修复,修复体的就位方向和顺序是本病例设计的难点

图 4-3 完成瓷粘接修复体

图 4-4 按照设计方向、顺序试戴、粘接修复体,获得满意的美学效果

二、垂直就位

垂直就位是最常应用的就位形式。

常规牙冠修复都是垂直就位,即从切端至颈部方向就位(图 4-5)。

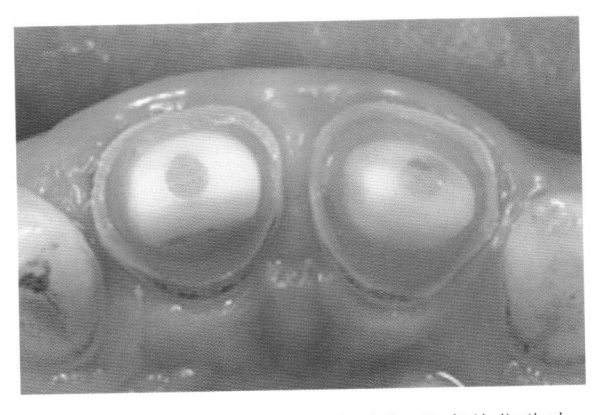

图 4-5 冠修复常规采用垂直就位,设定就位道时需考虑基牙长轴方向、邻牙长轴方向

形成垂直就位道,需要在牙体预备过程中将各个轴面的所有外形高点全部去除,再将与边缘宽度相同厚度的牙体组织磨除,必须从切端可以直视观察到完整的颈部边缘,才表示已经完全创造了修复体的就位通道。

因此,垂直就位形式通常需要较大的牙体预备量。

就位道的方向需要与基牙自身以及邻牙的长轴方向相协调,如果存在冲突则可能造成不良的三角间隙;如果是多颗牙齿同时修复,还需要控制彼此之间就位道的协调,避免互相干扰,影响就位和形态效果。

形成垂直就位的就位道时,需注意聚合度的问题。聚合度为负数时,即存在倒凹,修复体无法就位;聚合度为零时,各个轴壁互相平行,修复体可以就位,但比较困难;存在适宜的聚合度时,修复体可以比较顺利就位,同时也可以获得比较好的固位效果;聚合度过大时,修复体就位容易,但固位力不足,容易发生脱位。修复体较适宜的聚合度经典理论中通常认为是 2°~6°。

三、倾斜就位

对接式和包绕式贴面修复体的邻面或舌腭侧可能不进行牙体预备,外形高点被保留下来,因此在就位时就不能从切端垂直就位,而需要从切端唇侧的倾斜角度就位(图 4-6,图 4-7)。

在进行这类修复体预备时,需要按照设计的角度观察就位道情况。

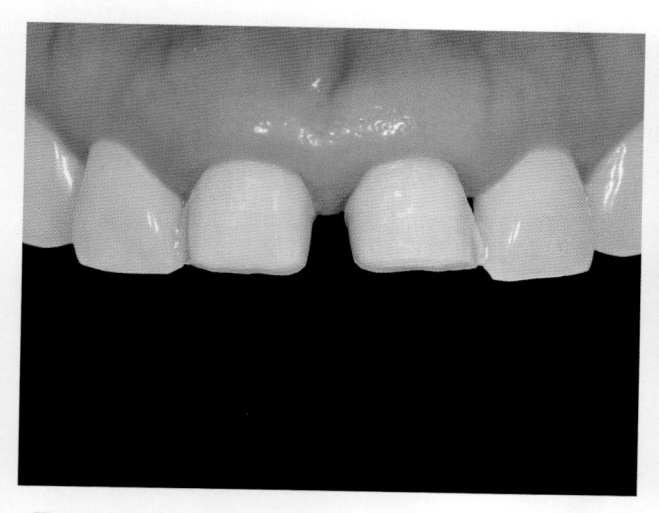

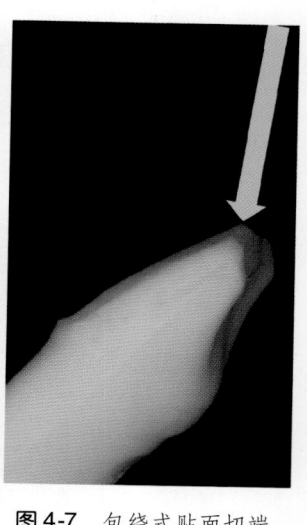

图4-6 设计对接式贴面修复体,邻面未完全预备,保留了原有接触点,修复体不能从切端垂直就位,而需采取倾斜就位

图4-7 包绕式贴面切端唇侧倾斜就位角度

四、水平就位

对于常规开窗式贴面修复体,总体上是水平就位,不过其就位方向非常灵活,从接近唇侧水平的很大角度范围内都可以就位(图4-8)。当需要通过修复体的制作调整修复后的宽度比例关系时,需要更加关注每个修复体的就位方向和各个修复体之间的就位顺序。

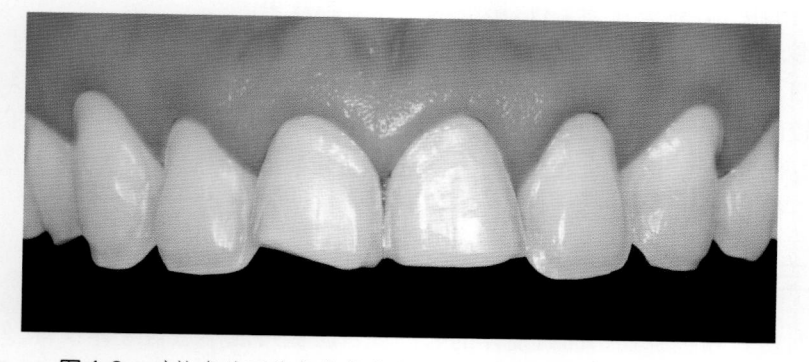

图4-8 对接式贴面修复体就位方向为比较局限的切端唇侧倾斜就位;开窗式贴面可从比较广泛的唇侧角度水平就位。

　　对于一些存在间隙或三角间隙、希望通过贴面修复完全关闭原有间隙的患者,为了尽量少的磨除天然牙齿,可以设计严格水平就位的贴面修复体。

　　由于预备体存在明显的切端宽大、颈部缩窄的倒凹外形(图4-9),因此修复体完全不可能从切端垂直就位,也不可能从切端唇侧倾斜就位,只能严格地从唇侧方向水平就位(图4-10)。

　　按照这种形式进行牙体预备时,需要注意随时从唇面观察预备体,必要时车针方向应调整为垂直唇面的角度,去除影响修复体从唇侧就位的牙体组织,同时必须控制住车针的运动范围,不要将预备范围延伸至偏舌腭侧的区域,以避免形成新的倒凹。在修复体试戴、粘接过程中,也必须严格按照水平就位的方向,否则就可能造成修复体破裂。

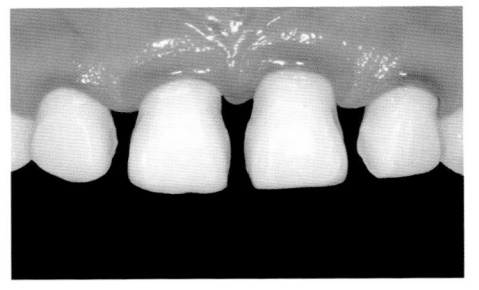

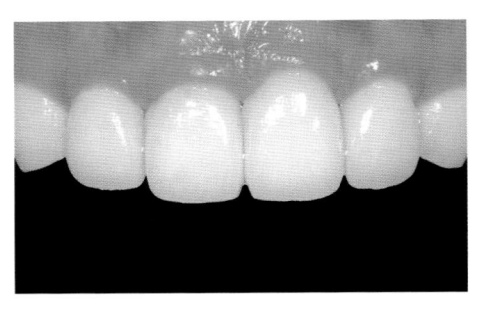

图4-9　通过贴面修复关闭上前牙散在间隙和三角间隙,设计水平就位

图4-10　修复体必须严格按照水平方向就位,否则可能损坏修复体

第五章　固位

固位力指行使功能时,修复体抵御外力而不发生移位或脱落的能力。

固位力的大小直接影响修复的最终效果。

修复体必须具有足够的固位力,才能有效恢复咀嚼功能和形态美观。

能否获得足够的固位,取决于预备体的龈𬌗高度、轴壁聚合度,修复体与预备体之间的适合性、粘接面的适当处理、粘接剂粘接方法的合理使用。

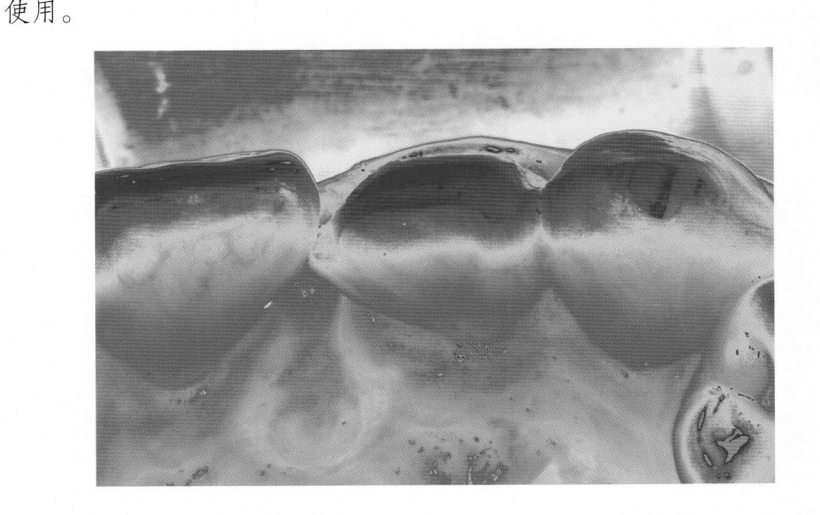

一、粘接固位

现今美学修复材料中,全瓷材料扮演着十分重要的角色。在种类繁多的全瓷材料中,玻璃陶瓷具有较好的透光性,在适宜的条件下能够达到很好的美学效果;同时又因其良好的粘接性能成为美学粘接性瓷修复的首选材料,广泛应用于瓷贴面、嵌体、前牙全冠等修复体的制作。

于是在一些情况下,修复体的固位不再单指传统意义上的机械固位,而更多是通过粘接来达到固位的目的。比如,无预备或微创预备的瓷粘接修复体(图5-1,图5-2)。

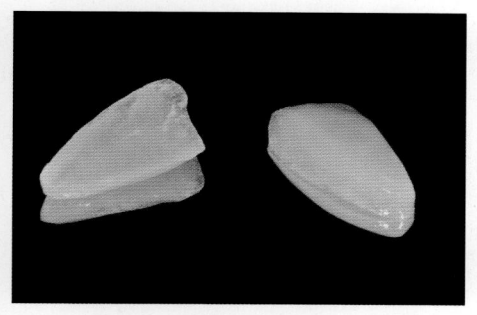

图5-1　微创瓷粘接修复体

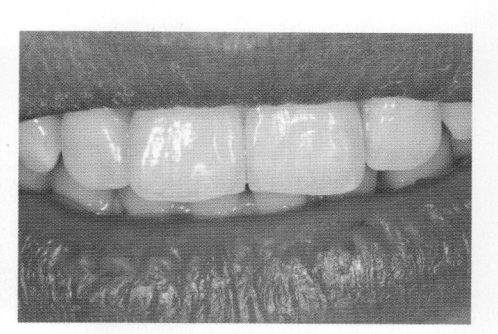

图5-2　微创瓷贴面修复术后

这类修复方法可以最大限度地保存剩余牙体组织,但是仅仅去除修复体就位方向上的倒凹,显然难以获得传统意义上的机械固位;而选择玻璃陶瓷材料和相应的树脂粘接剂获得良好的粘接力,同样能达到固位的效果。类似的例子还有瓷贴面修复(图5-3)。不论选择具体哪一种全瓷材料,粘接都是瓷贴面修复的主要固位来源。

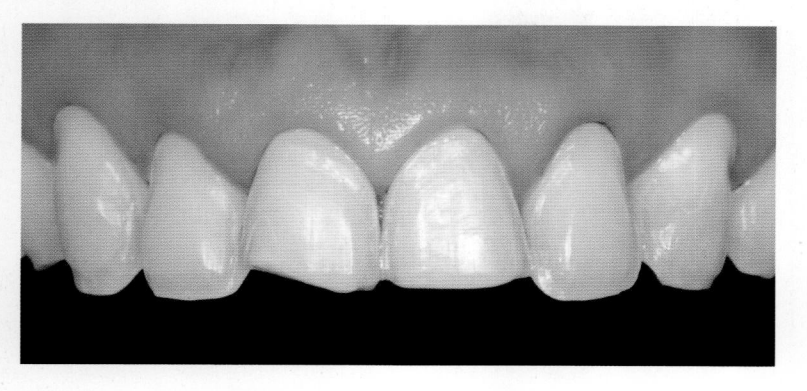

图5-3　瓷贴面修复牙体预备后

除此之外,一些由于基牙本身条件限制、不能保证良好机械固位条件的全冠修复体(图5-4),如果选择玻璃陶瓷材料制作,粘接也完全可以弥补其固位力的不足。

当然,玻璃陶瓷材料并非所有情况下均能应用,在很多情况下,固位还需依赖预备体的机械固位:轴壁聚合度、龈𬌗高度、辅助固位形等等。

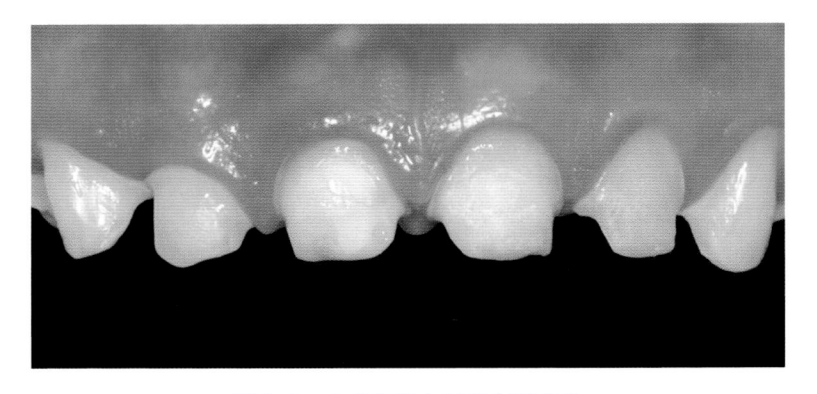

图5-4　玻璃陶瓷全冠修复预备体

二、聚合度

聚合度全称为轴壁聚合度,通常指预备后的牙体组织轴壁与牙体长轴所成的角度,是影响机械固位的一个重要因素。很多经典教科书中都会给出推荐的全冠固位形轴壁聚合度——2°～6°,这一数值是什么概念呢? 我们把不同的轴壁聚合度形象化(图5-5),可以发现实际上教科书中推荐的是一个非常不易达到的标准。

图5-5　不同轴壁聚合度预备体示意图

由于医师技术水平和口内操作环境的限制,绝大多数牙体预备的临床操作都不易按照这一标准值进行。国内外对于临床牙体预备的平均聚合度均有相关研究,一般在4°～15°范围内不等;且下颌牙平均聚合度大于上颌牙,磨牙聚合度大于前牙,前牙大于前磨牙。口腔医学生及实习期口腔医生牙体预备的平均聚合度则更大。

轴壁聚合度的大小直接影响修复体的机械固位。不难理解,聚合度越大,修复体的固位力相应越小。队列研究表明,12°是一个临界值。当聚合度大于12°时,修复体的固位力就会出现明显降低,从而导致修复体的脱落。这一影响在预备体龈𬌗高度不足时则更为明显。学者们发现,如果能够保证0°的聚合度,即便是龈𬌗高度仅2mm的预备体同样也能保证足够的固位力。由此可见,尽量减小轴壁聚合度是牙体预备过程中需要时刻注意的问题。

在牙体预备过程中,采用无角度车针(图5-6),可以避免车针自身锥度的影响,从而减小聚合度,但使用过程中需要注意避免在就位方向上产生倒凹。

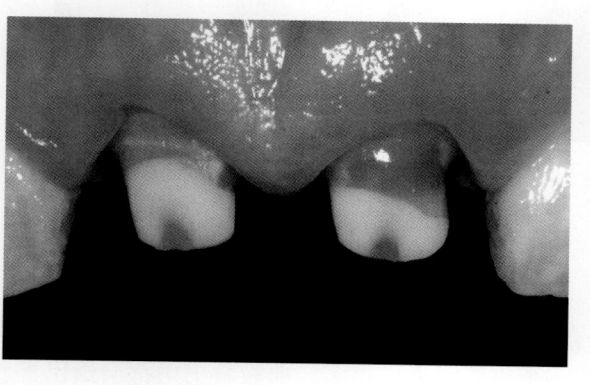

图5-6 采用无角度车针预备,有利于减小聚合度

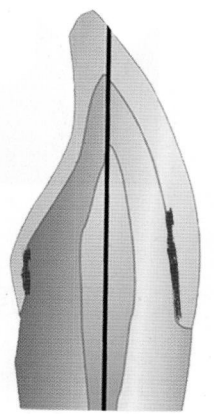

图5-7 前牙预备体舌隆突壁尽量与唇侧轴壁及牙体长轴平行

三、舌隆突壁

前牙区的牙体预备与后牙区存在差别,集中体现在舌侧牙体预备的方法上。前牙舌侧的牙体预备分两部分进行。舌侧窝的牙体预备主要作用是提供足够的咬合空间,保证功能状态下修复体的强度;而颈1/3舌隆突壁的预备则主要完成固位的作用。

预备后的舌隆突壁应尽量与唇侧轴壁平行,同时尽量平行于牙体长轴(图5-7);一般情况下舌侧预备体边缘齐龈,当舌隆突壁高度较小时也可适当预备龈下边缘以增加固位。除此之外,前牙预备体的舌隆突壁还兼有抗旋转的功能(图5-8,图5-9)。

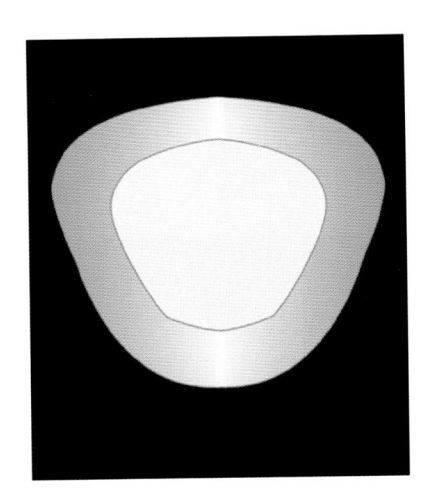

图 5-8　无舌隆突壁前牙预备体外
形圆钝,修复体易发生转动

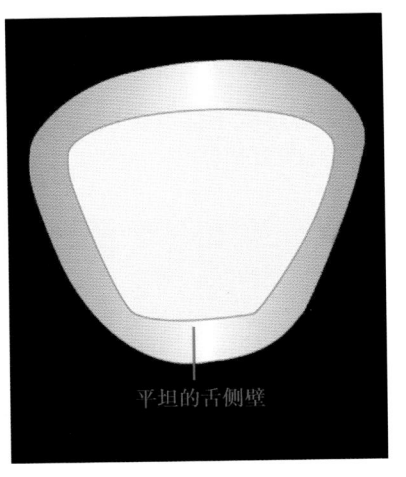

平坦的舌侧壁

图 5-9　前牙预备体的舌隆突壁
可以起到抗旋转作用

四、龈𬌗高度

大量国内外研究显示:在全冠修复体中,固位力与相应预备体的高度成正比。龈𬌗高度越大,固位力也就越大。当修复体受到非轴向脱位力时,龈𬌗距离较低,预备体上的全冠受阻挡部分少、约束力小,脱位的可能性也相应增加。

大部分学者们认为,全冠预备体的最低高度至少要达到3mm,才能保证足够固位。

但实际临床工作中,并不能仅仅单独考虑龈𬌗高度这一个因素。龈𬌗高度对固位影响的大小,首先与最终修复体的材料相关。

古语有云:"山不在高,有仙则名。"对于预备体来说,我们可以说"冠不在高,能粘就行。"前文也已经提到,如果前牙区选择玻璃陶瓷修复材料,则主要依靠粘接固位,可以降低对龈𬌗高度的要求。

其次,龈𬌗高度往往与轴壁聚合度相互关联、相互影响。研究表明,即使龈𬌗高度满足3mm要求的预备体,如果聚合度大于10°,同样会造成固位力的明显下降。所以对于磨牙区,由于其牙体预备时聚合度往往大于前牙,且承受更大的𬌗力和侧向力,因此其龈𬌗高度应尽量在4mm以上。

五、轴沟

当龈𬪩高度不能满足前述要求时,需要增加辅助固位型。沟固位型是最常用的一种,因其通常位于轴壁,又称为轴沟(图5-10)。

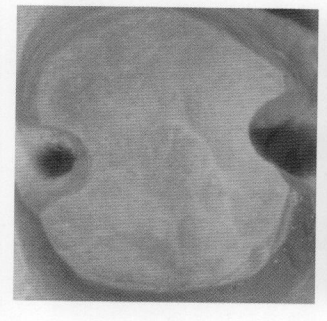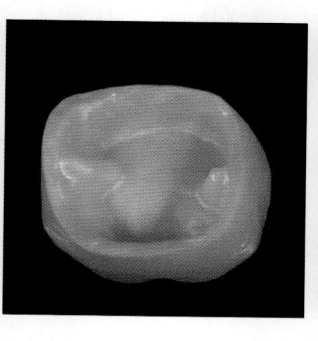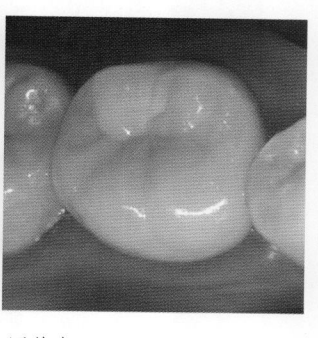

图5-10　采用轴沟辅助固位的后牙全瓷冠修复

增加轴沟,可以提高预备体粘接总面积,增加粘接固位力,更重要的是可以防止修复体的旋转脱位,增加机械固位。

对于龈𬪩高度小的预备体(特别是磨牙),其脱位力主要来自颊舌向。而相较于颊舌侧的轴沟固位型,邻面沟固位型提供的颊舌向固位力更大,所以一般情况下轴沟应尽量位于预备体的近、远中邻面,并应与就位道方向尽量平行,以提供较好的抗水平移位及𬪩向脱位作用。

轴沟的形态应是边缘圆钝的半圆形,在龈端形成肩台。轴沟的直径取决于最终修复体的材料:金属材料修复体直径为1mm,全瓷材料修复体的直径应达到2mm以保证强度。

六、钉洞

当预备体的龈𬪩高度不足2mm时,应用轴沟辅助固位的效果也并不理想,此时需要采用其他辅助固位方式。

钉洞固位型是进入牙体内部的一种固位型,固位能力强,在磨牙上的应用比较灵活。通常建议放置在牙尖间的沟窝处,充分利用基牙髓腔深度,并与修复体就位道方向一致(图5-11)。由于钉洞固位型在受力时会对牙体组织产生一定拉应力,理论上应尽量放置于牙本质内。如果存在桩核修复体,应放置于桩核结构内,避免破坏桩核与牙本质的粘接界面。

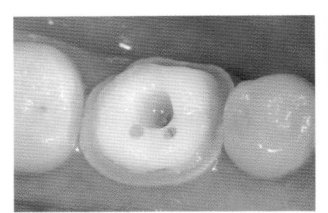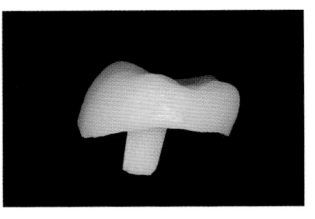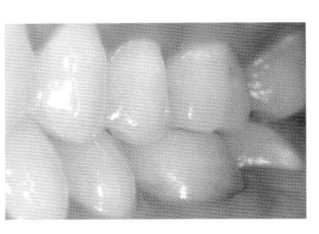

图 5-11 采用钉洞辅助固位的后牙全瓷冠修复

第六章　车针

车针是牙体预备的重要工具。

车针的直径可以确定预备空间。

车针尖端的形状决定预备边缘的形状和深度。

车针颗粒粗细不同,形成粗糙程度不同的预备面。

正确地使用车针可以形成满足预备要求的预备体形态。

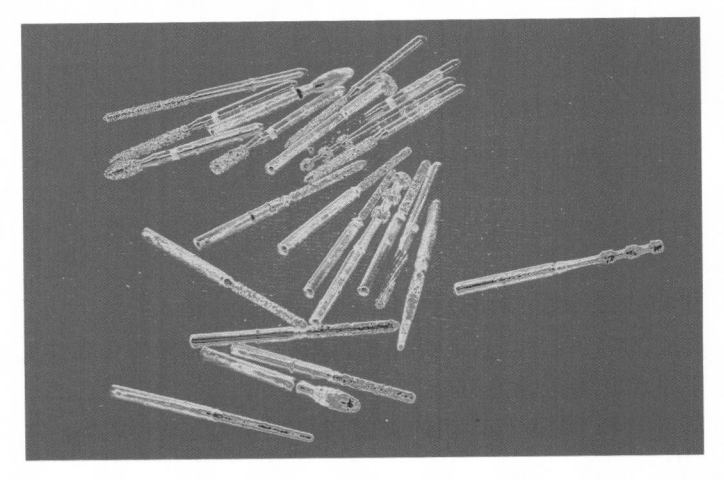

一、ISO

每个车针都有特定的形状、颗粒粗细、直径、长度，每个生产厂家对自己生产的产品进行命名，这些名字就是每个生产厂家的货号，就像每个人都有的名字一样。为了方便交流，车针还有另一个国际通用的名称——ISO 号（图 6-1，图 6-2）。

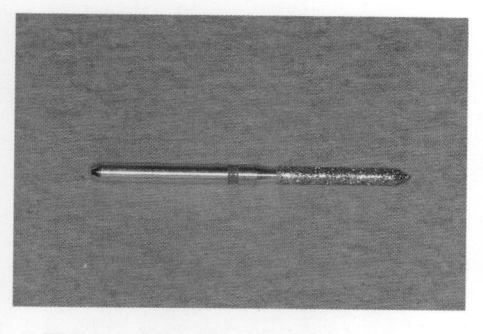

图 6-1 固美车针（806 314 131534 014）

图 6-2 该车针对应的说明（ISO 号）

这根车针的 ISO 号是 806 314 131534 014，这一连串的数字分别代表什么意思？

它分为四个部分：806、314、131534、014

第一部分（806）：代表车针工作端的材料：806 代表牙体预备中常用的金刚砂车针，如果是 500 则代表钨钢车针。

第二部分（314）：代表车针柄的长度：标准柄、加长柄、短柄、细长颈等等。314 代表常规使用的标准柄的车针。

第三部分（131534）：这 6 位数字可分为两组。前三个数字 131 代表车针工作端的形状，由于车针尖端的形状各种各样，这部分表示方法比较复杂。后三个数字 534 代表金刚砂车针颗粒的粗细度；对于钨钢车针，这三位数字代表切割刃的形状。534 表示这根车针是粗颗粒的金刚砂车针，如果是 524 则代表标准颗粒车针。

第四部分（014）：代表车针的最大直径。这是最直观的一部分，014 代表车针的最大直径是 1.4mm。如果是 012，则代表车针的最大直径是 1.2mm。

总结来看，ISO 号是 806 314 131534 014 的车针是一根最大直径为 1.4mm、柱形、尖端为 135°斜面的粗颗粒的金刚砂车针。

二、加工工艺

临床常用的旋转切割类牙体预备器械,按照材料主要分为金刚砂车针和钨钢车针(图6-3,图6-4),它们使用不同的加工工艺进行加工。

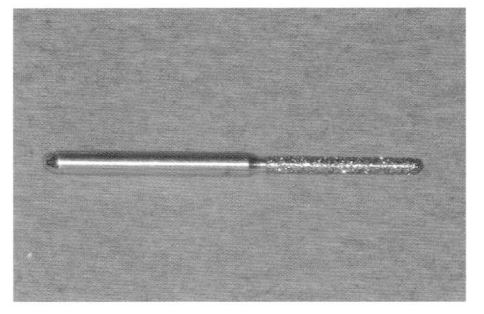

图6-3　金刚砂车针

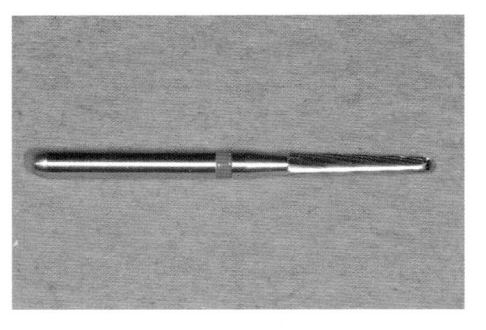

图6-4　钨钢车针

第一类车针是金刚砂车针。金刚石具有很高的硬度和理化性质,将有一定锐角的金刚砂粒,按照一定的方向、间距以不锈钢车针中轴为圆心进行粘附或电镀,制成有一定切割硬组织能力的金刚砂车针。金刚砂车针按照加工方式分为电镀、粉末冶金和高温钎焊三类。

电镀金刚砂切割器械的工艺简单,但其镀层金属与机体的金刚砂界面不存在牢固的冶金化学结合,金刚砂颗粒只是被机械的包裹在镀层金属中,因此金刚砂颗粒易脱落或成片剥脱。但这种加工方式的金刚砂车针价格较便宜。

粉末冶金的方法是将松散的粉末经过烧结,发生扩散、溶解和再结晶,从而达到致密化烧结。这种方法制作的车针颗粒随机分散,是一种多层结构,在使用中随着表层金刚砂颗粒和结合剂的脱落,下层的颗粒又会暴露出来,所以耐用度高。

高温钎焊是在金刚砂颗粒表面镀附具有高度亲和性的金属层,使其与金刚砂颗粒发生化学结合,金刚砂颗粒的裸露度可达70%～80%,器械使用寿命较长。

第二类是钨钢车针。是由90%的碳化钨和10%的钴熔结制成,后者是粘合剂。钨钢车针通过水压、热处理焊接到车针颈部,然后将其连接到不锈钢针杆上。车针的刃部可设计成螺旋状的、横向的、纵向的等等,根据不同的临床需要进行选择。

三、常用车针

临床医生要从各种纷繁复杂的情况中理清头绪,根据临床需要,选择需要的车针。

很多医生习惯使用带有锥度的车针,是因为预备体需要一定的聚合度,但是车针的聚合度与预备体的聚合度要求并不一定相符。并且预备时如果保持车针与牙体长轴形成一定的角度,使用有一定锥度的车针要比柱状车针困难得多。在临床应用带有锥度的车针时还会存在一定的问题:车针的直径是渐变的,并不能提供牙体预备量的精确控制;颈部变粗的车针在牙体预备过程中容易损伤邻牙;因此本书推荐使用柱状车针进行牙体预备。

车针尖端的形态决定了牙体预备后肩台的形态,肩台是修复体与剩余牙体组织及牙龈组织的邻接部位。修复体种类、修复材料、印模方式、修复体加工方式等决定了肩台形态的选择(见第二章)。临床中常用的肩台形态有很多种,全瓷修复中主要应用浅凹形、1/2 凹形、深凹形、平面深凹等,预备特定形态的肩台需要特定的车针来完成(图 6-5 ~ 6-7)。

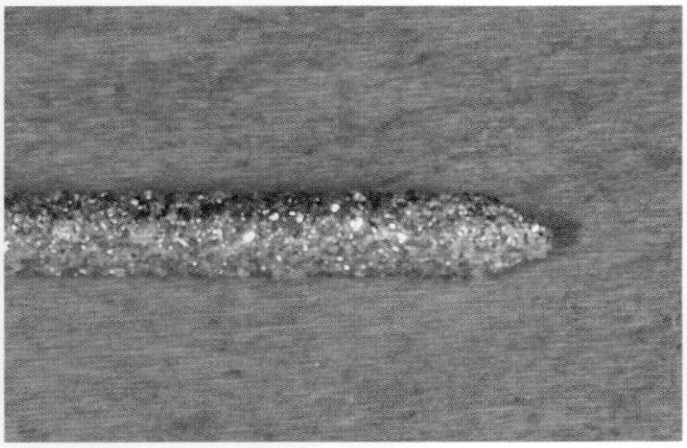

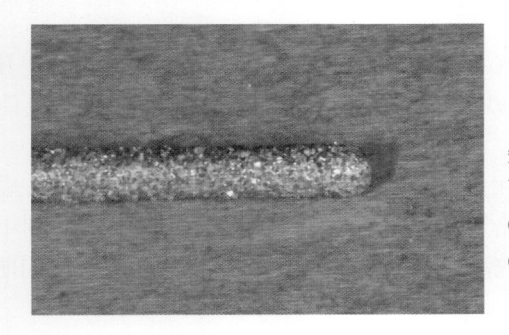

图 6-5 肩台预备车针
尖端为 135°圆钝斜面
形成浅凹形肩台
全氧化锆全瓷冠肩台预备
铸瓷贴面肩台预备

图 6-6 肩台预备车针
尖端为半球形
可形成 1/2 凹形、深凹形肩台
CAD/CAM 全瓷冠肩台预备
CAD/CAM 贴面肩台预备

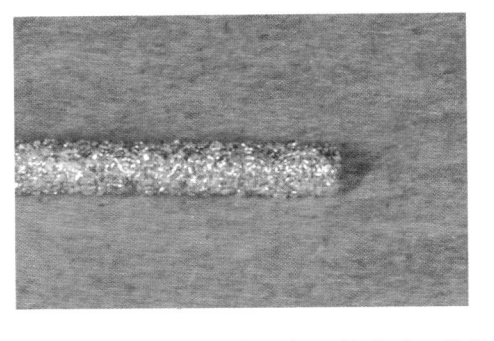

图6-7　肩台预备车针
尖端为圆钝的直角
形成平面深凹的肩台
传统的全瓷冠肩台边缘

钨钢车针的分类主要取决于车刃的角度、形态,车针本身的形态设计不多,在临床中,有可能没有与肩台预备车针形态完全一致的钨钢车针。这时车针尖端的形态就是我们选择钨钢车针时考虑的主要方面,选择符合肩台形态要求的车针进行预备体肩台的抛光。

关于车针的粒度,可分为超粗颗粒、粗颗粒、标准颗粒、细颗粒、超细颗粒、极细颗粒等等。颗粒越粗磨削效能越高,但牙体预备中产热越多,预备面越粗糙,因此,通常使用粗颗粒车针进行牙体初预备,选择细颗粒车针进行精修。

以下分别以固美公司(图6-8)和金霸王公司(图6-9)的产品为例,介绍临床常用车针。

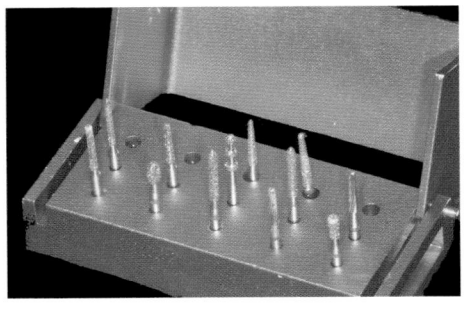

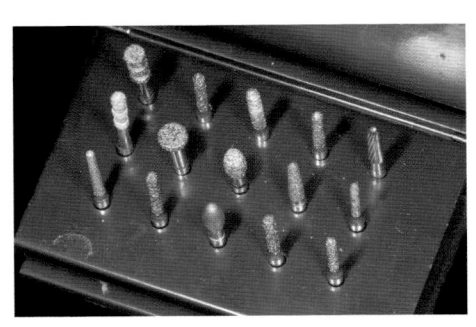

图6-8　固美车针　　　　　　　　　图6-9　金霸王车针

(一)　固美车针

根据牙体预备要求和预备顺序介绍常用车针的基本信息和临床用途(图6-10～6-17)。

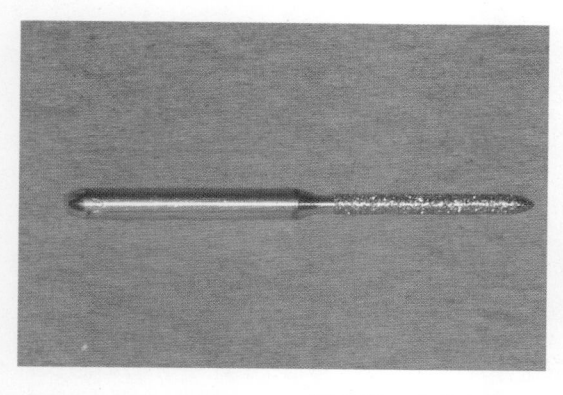

ISO:806 314 290524 010
金刚砂车针
标准柄
柱形，尖端圆钝135°
标准粒度
直径1.0mm

图 6-10 分离车针

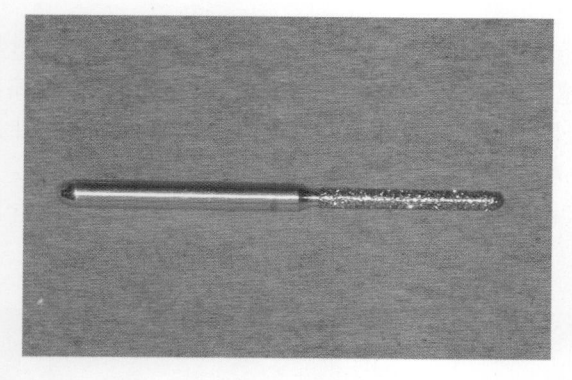

ISO:806 314 142524 012
金刚砂车针
标准柄
柱形，尖端边缘圆钝
标准粒度
直径1.2mm

图 6-11 颈部定位车针

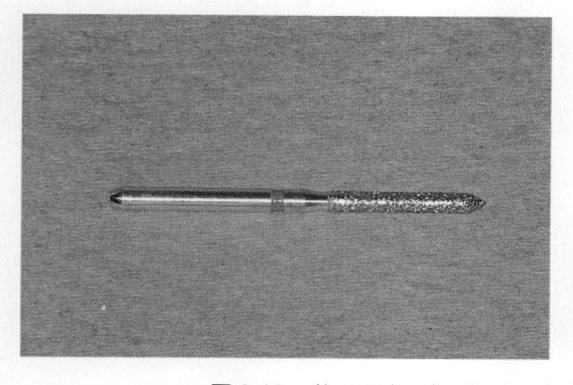

ISO:806 314 131534 014
金刚砂车针
标准柄
柱形，尖端135°
粗粒度
直径1.4mm

图 6-12 轴面预备、前牙切端预备车针

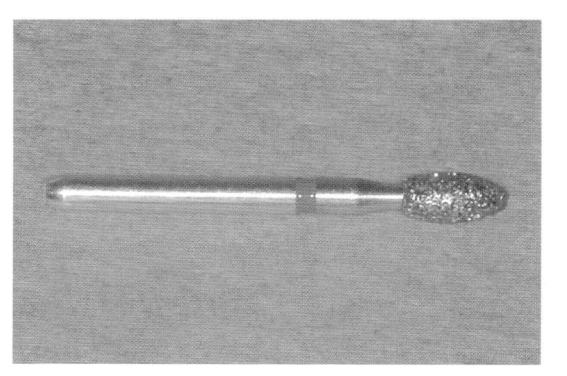

金刚砂车针
标准柄
橄榄形、尖端圆钝
粗粒度
直径2.3mm

图6-13　前牙舌面预备车针

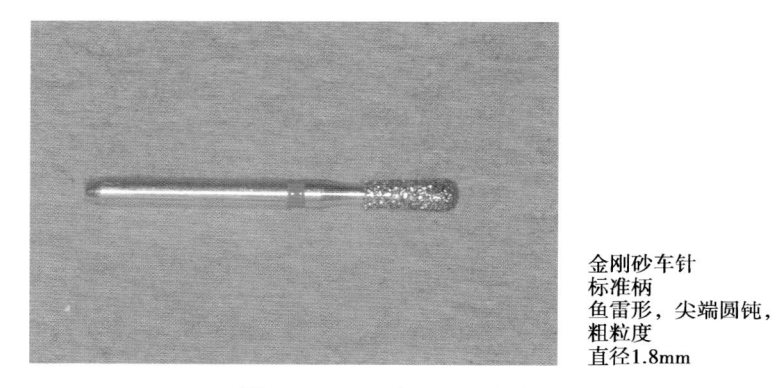

金刚砂车针
标准柄
鱼雷形，尖端圆钝，
粗粒度
直径1.8mm

图6-14　后牙咬合面预备车针

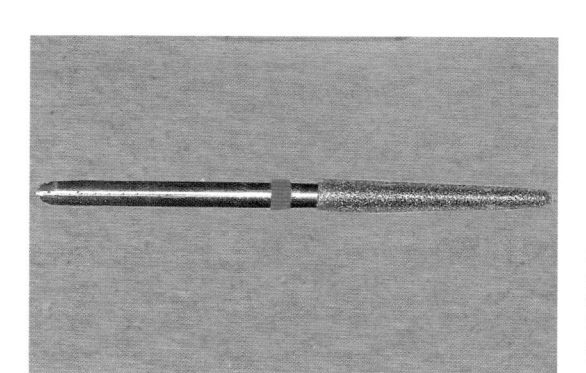

ISO:806 314 142514 012
金刚砂车针
标准柄
柱形，尖端圆钝
细粒度
直径1.2mm

图6-15　精修车针

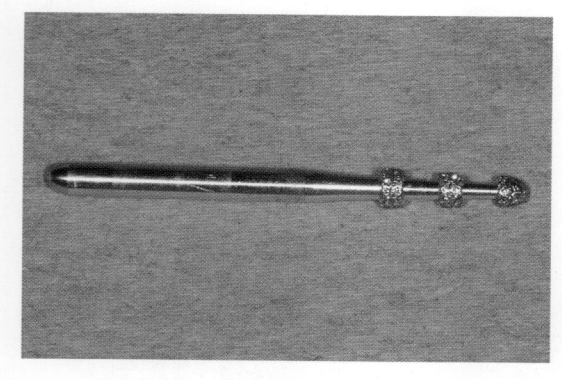

金刚砂车针
标准柄
锥形，间断切削，
标准粒度
定位深度0.3mm

图6-16 贴面预备定位沟车针

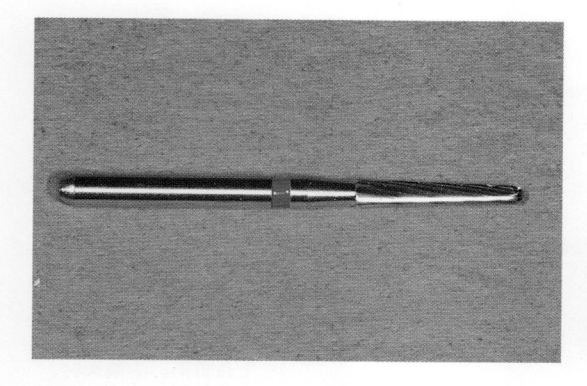

ISO:500 314 198072 016
钨钢车针
标准柄
锥形,尖端圆钝
螺旋纹
直径1.6mm

图6-17 抛光车针

（二）金霸王车针

金霸王车针的选择方法和车针的用途基本同前（图6-18～6-24）。

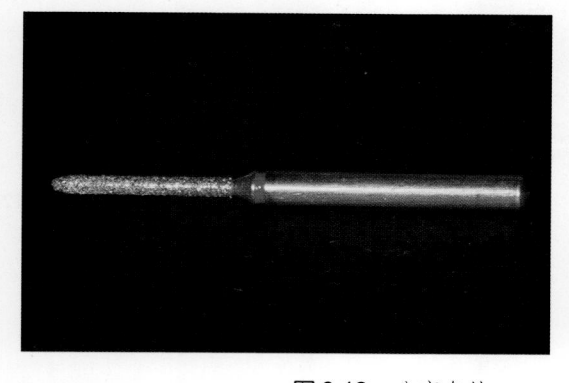

金刚砂车针
标准柄
柱形,尖端圆钝135°
标准粒度
直径1.0mm

图6-18 分离车针

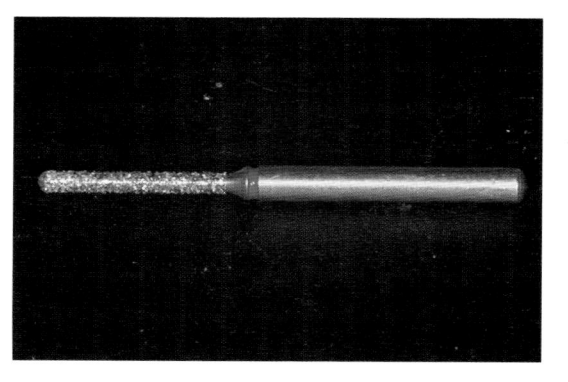

金刚砂车针
标准柄
柱形,尖端边缘圆钝
标准粒度
直径1.2mm

图6-19　肩台预备车针

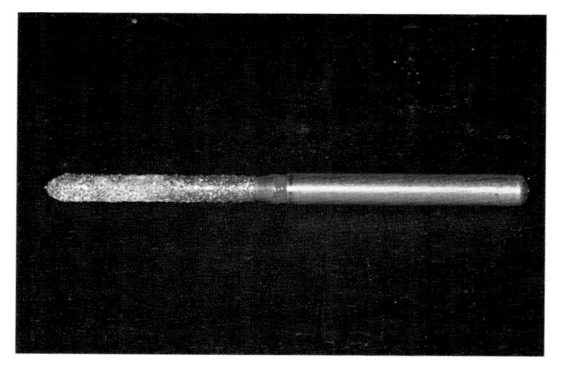

金刚砂车针
标准柄
柱形,尖端135°
标准粒度
直径1.4mm

图6-20　轴面预备、前牙切端预备车针

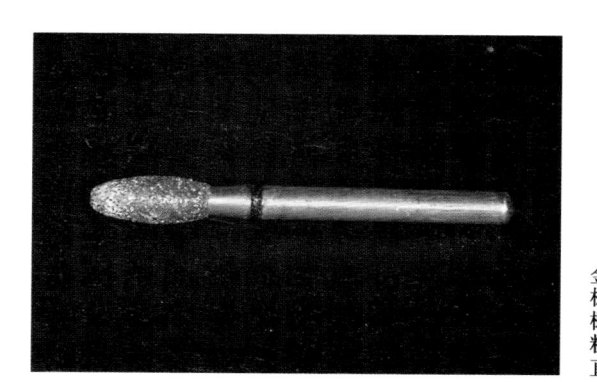

金刚砂车针
标准柄
橄榄形、尖端圆钝
粗粒度
直径2.3mm

图6-21　前牙舌面预备车针

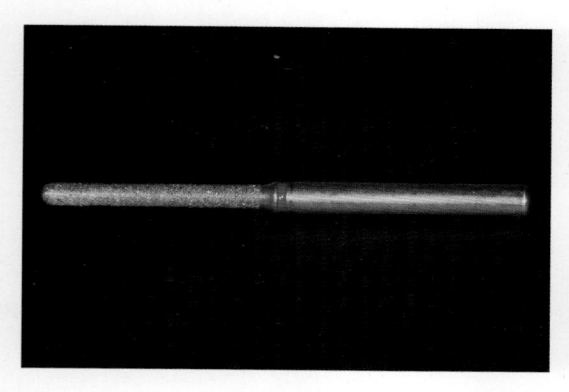

金刚砂车针
标准柄
柱形,尖端圆钝
细粒度
直径1.0mm

图 6-22 精修车针

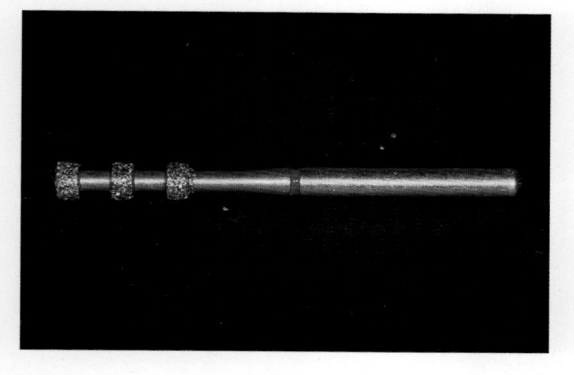

金刚砂车针
标准柄
柱形,边缘圆钝
标准粒度
定位深度0.4mm

图 6-23 深度定位车针

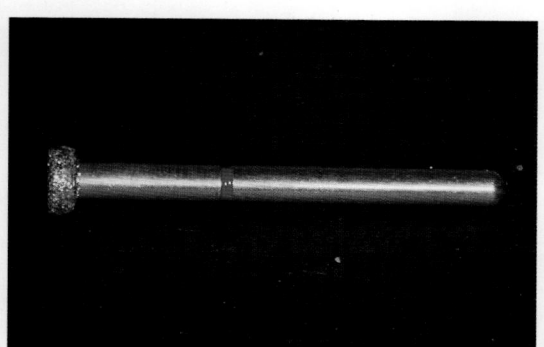

金刚砂车针
标准柄
平行轮形
粗粒度
定位深度0.6mm

图 6-24 深度定位车针

第七章　全瓷冠的预备

美学牙体预备要按照一定的顺序进行。

修复材料决定修复体预备量。

加工方式、材料决定肩台的预备形态。

牙体预备时合理选择工具、转速。

牙体预备是精细的临床操作过程，建议使用放大镜进行操作。

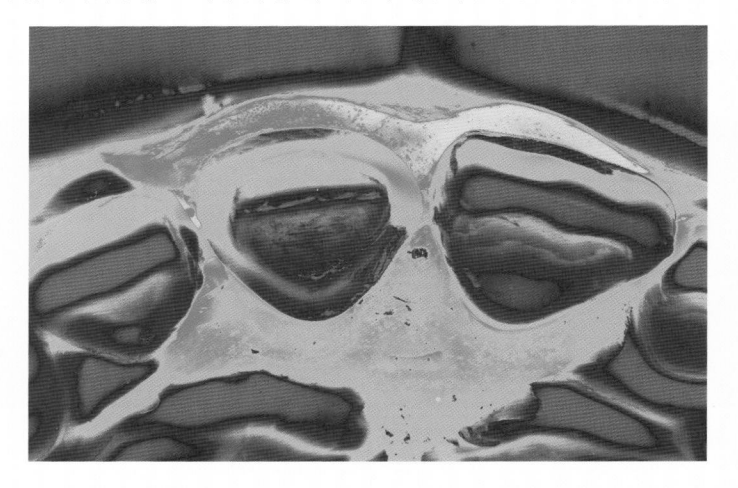

世间的事物都是如此,要按照一定的顺序,遵循一定的流程进行,这样能够提高工作效率、减少错误的发生、并达到最好的效果。

以往学习的教科书上的牙体预备方法,是按照切端、轴面、舌面、肩台、精修抛光的标准预备顺序进行。在临床教学中,此种预备方法较易推广;对于初学者,此种预备方法能够达到较好效果,满足临床要求;对于排列正常的牙齿,按照标准牙体预备方法进行牙体预备,就能得到好的预备效果。

但在临床美学修复中,牙体预备的方法还要根据具体情况分析。在某些情况下,通过一些手段能进行标准化转变(见第一章),仍然可按标准化预备顺序进行牙体预备。在很多情况下,那些不能转化为标准化预备顺序的,需要在硅橡胶导板的指示下进行牙体预备。这时需要对牙体预备流程进行一些调整:把预备流程调整为分离、颈部定位沟的预备、轴面、切端、舌面、肩台、精修、抛光等步骤,在本章中主要介绍按照这种流程进行牙体预备的过程。

牙体预备要选择合适的工具,电动马达、增速手机、适宜车针、放大镜都在牙体预备中发挥了重要作用。(图7-1,图7-2)

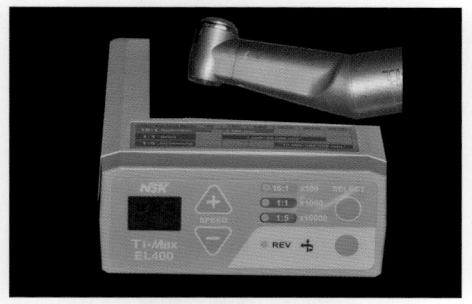

图 7-1 电动马达及增速手机

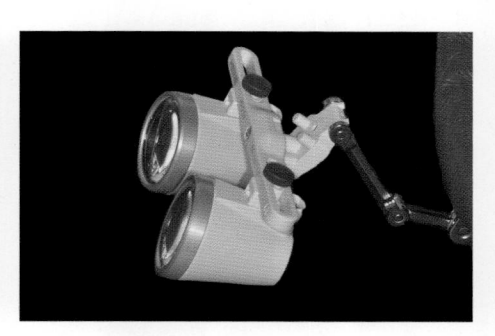

图 7-2 放大镜

在临床牙体预备过程中,我们经常使用高速涡轮机头进行牙体预备,但此方式日渐暴露出一些问题:涡轮机头的动力是气动,会受到压力、牙科治疗椅的影响;涡轮手机的转速不能调整,当某些牙体预备过程中需要调整转速时,涡轮手机也不能满足需求;涡轮手机最大的缺点就是速度的衰减,会大大降低牙体预备的效率。当牙体组织与金属或与树脂同时存在时,速度衰减不一致会造成对两种不同组织的磨削效率差异,导致牙体预备量不均匀一致。

电动马达和增速手机的使用可以避免以上三个缺点。它的动力来源是电力,能提供较稳定的工作状态;增速手机的最大转速是 200 000 万转/分,最小转速是 10 000 万转/分,可以进行精确调节;增速手机是依靠扭矩来保证转速,速度衰减小,能够提供稳定的牙体预备效率,牙体预备面更均匀、光滑。

　　放大镜是牙体预备中另一个重要工具，它能够提供放大的、清晰的、更加明亮的视野。看得越清晰，安全性越高。推荐在牙体预备全程都使用放大镜，如果不能达到，那么在进行精细部位的预备，比如邻面分离、肩台预备时一定要使用放大镜。放大镜的使用需要一段时间的适应，才能熟练应用。

　　不同材料、加工方法的修复体对牙体预备的要求不同。在本书中，牙体预备以 CEREC CAD/CAM 玻璃陶瓷全冠为例：切端预备量大于 1.5mm、轴面预备量大于 1.0mm，肩台为宽度大于 0.8mm 的凹形。

　　下面以使用电动马达、1:5增速机头、固美公司车针为例，讲解全瓷冠牙体预备的具体方法和工具的使用方法。

一、分离

　　牙体预备的第一步是分离（图 7-3 ~ 7-6）。分离的目的是打开邻间隙，完成邻面的预备。这一步的另一个重要目的是为了消除邻间隙的干扰，更好的放置硅橡胶导板，为下一步的牙体预备提供基础。

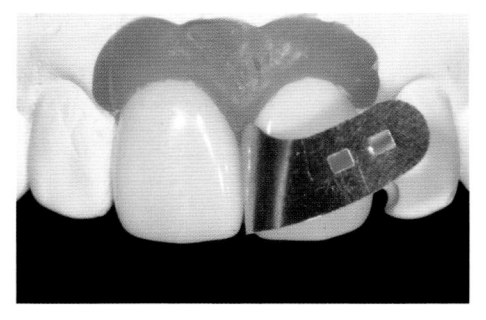

图 7-3　使用邻面成形片保护邻牙

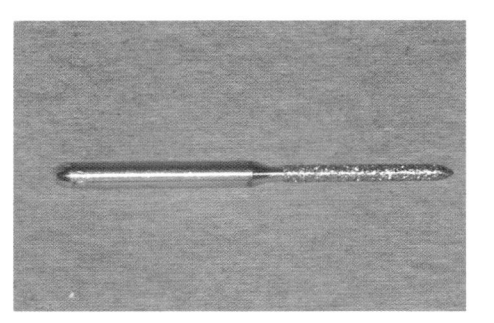

图 7-4　分离使用车针

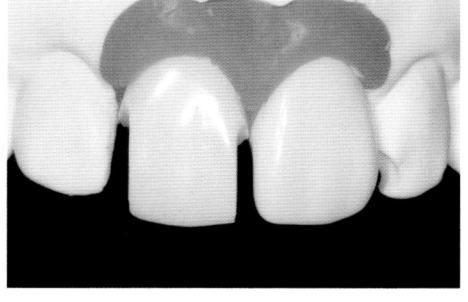

图 7-5　分离后唇面观

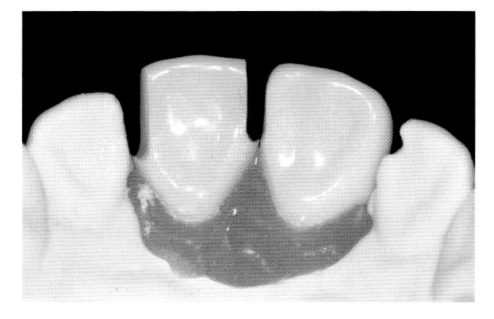

图 7-6　分离后舌侧观

　　分离中使用的工具是直径为1.0mm、尖端变尖的柱形标准颗粒金刚砂车针,沿着牙齿的邻面从唇侧向舌侧磨除牙齿近远中面的牙体组织,尖端变尖的车针能降低牙龈损伤的风险。

　　分离预备过程中需要注意两点。

　　1. 注意邻牙保护　采用成形片放置于邻牙邻面,避免操作失误造成邻牙损伤。

　　2. 聚合度　全瓷冠牙体预备的聚合度为2°～5°,但在此时,尽量保证两个预备面平行,精修时再进行聚合度的调整。

　　邻面分离完成之后放置硅橡胶导板检查就位情况,为下一步牙体预备打下基础。

二、颈部定位

　　颈部定位沟就是在牙颈部上沿着牙龈形态制备一个深约0.8mm的定位沟。

　　颈部定位沟预备的目的就是在轴面预备之前先完成颈部的预备(图7-7～7-10)。它有以下优点:

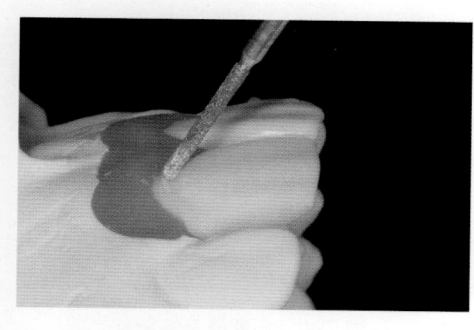

图7-7　颈部定位沟预备

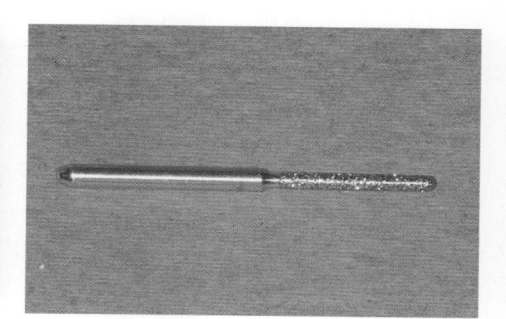

图7-8　颈部定位沟使用车针

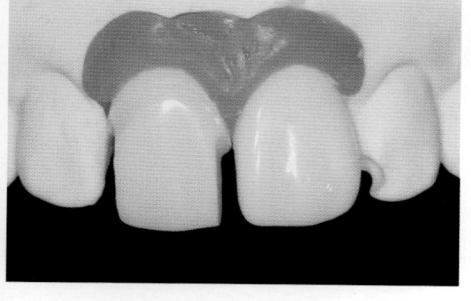

图7-9　颈部定位沟唇面观

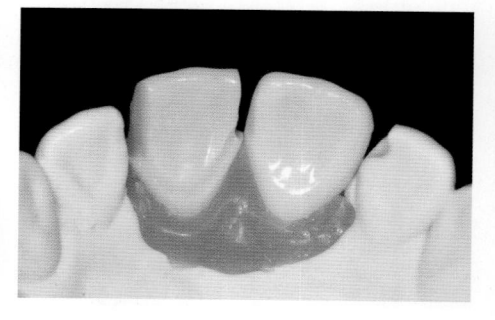

图7-10　颈部定位沟舌侧观

1. 先完成一个初步的龈上肩台的雏形,为接下来的肩台预备提供一个基本的形态。

2. 如果不进行颈部定位沟的磨除,直接进行轴面预备,在轴面预备时需要关注轴面牙体组织的磨除空间、聚合度、邻牙保护、颈部形态形成、牙龈软组织保护等等情况。人的注意力是有限的,在牙体预备时关注的东西越多就越容易出现差错,如果先集中精力完成颈部的预备,在接下来的轴面预备时就可以把更多的注意力放到轴面的形态空间上。

3. 有了颈部的定位沟的阻挡可以防止车针向牙龈方向深入,最大程度地避免牙周软组织损伤。

此预备过程中使用的是直径为 1.2mm、柱形、尖端圆钝、标准颗粒的金刚砂车针。预备过程中车针与牙齿长轴呈 45°,预备时注意牙周组织的保护,定位沟的形态要适应牙龈的形态。

建议使用放大镜进行颈部定位沟的预备。

三、轴面预备

轴面预备就是为修复体提供轴面空间,在预备之前先进行深度指示沟的磨除,使用硅橡胶导板查看定位沟深度,磨除轴面组织后再使用导板观察预备空间,对不均匀、不充足的部位进行修整,直至满足临床要求(图 7-11 ~ 7-16)。

深度指示沟的磨除,使用直径 1.0mm 柱形的金刚车针进行。轴面组织大量磨除,使用直径 1.4mm 的柱形、尖端 135° 斜面的粗颗粒金刚砂车针,可提高牙体组织磨除效率,尖端的斜面设计也能减小操作失误带来的软组织损伤。

轴面预备有以下两个要点:

1. 聚合度,此时尽量达到轴面相互平行,精修时再进行聚合度的预备。

2. 唇面的形态,预备体的唇面形态要同天然牙的唇面形态相一致——弧

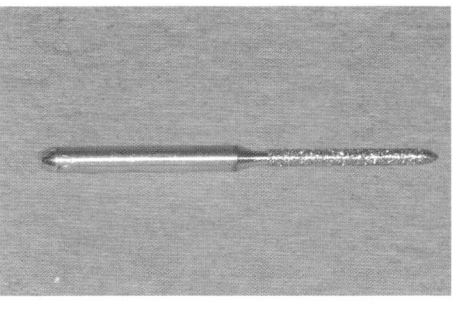

图 7-11　深度指示沟预备车针

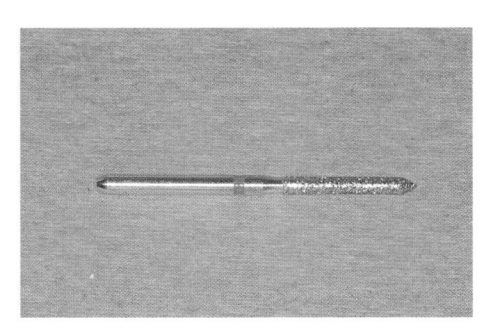

图 7-12　轴面组织磨除车针

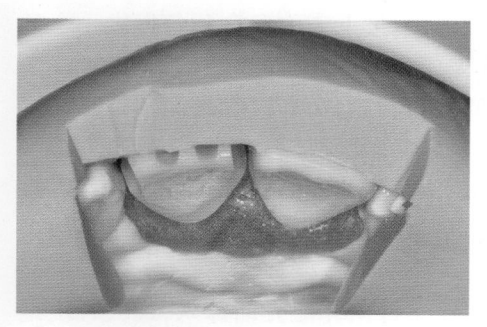

图 7-13 深度指示沟

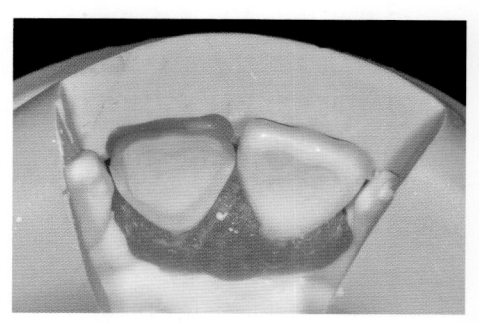

图 7-14 唇面牙体组织预备后

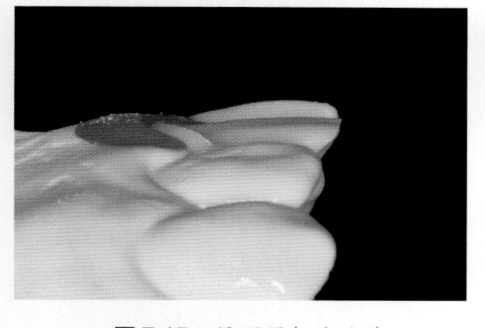

图 7-15 唇面预备后弧形

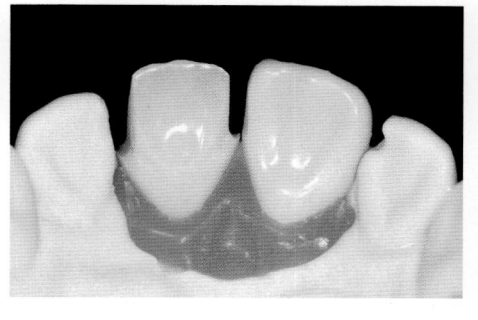

图 7-16 舌侧轴面预备后

形。由于此时牙齿的切端还没有进行预备,可以把牙齿分为切 1/2 和颈 1/2 进行预备,形成弧面的预备面。

四、咬合面预备

与咬合相关的牙体组织的预备都可称之为咬合面的预备(图 7-17 ~ 7-22)。

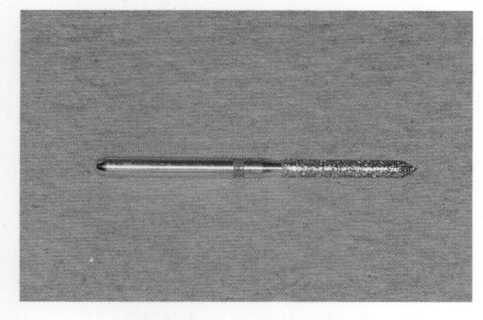

图 7-17 切端预备车针

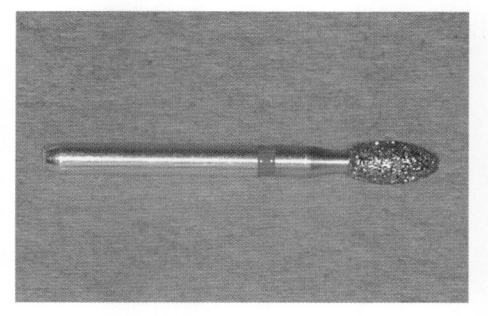

图 7-18 舌侧窝预备车针

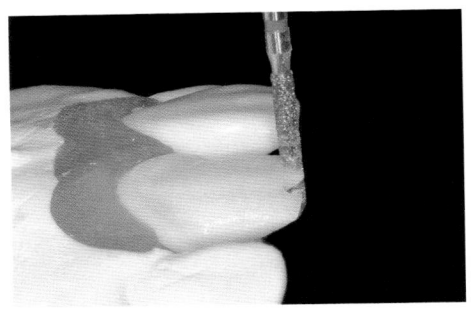

图 7-19 切端指示沟预备情况

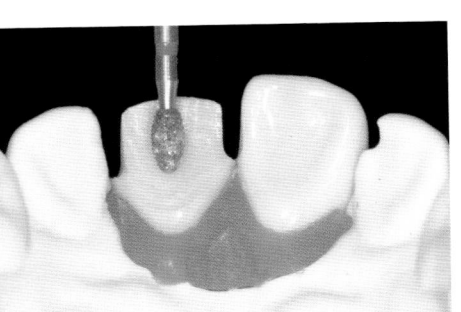

图 7-20 舌侧窝预备情况

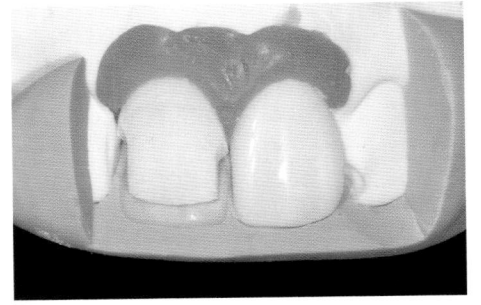

图 7-21 导板查看切端预备空间

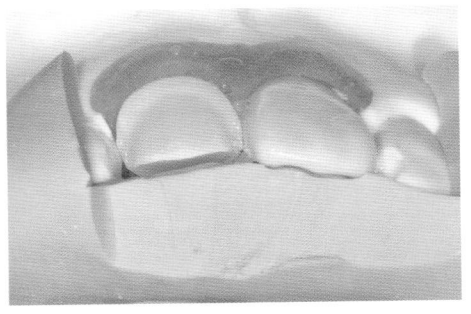

图 7-22 导板查看舌侧预备空间

对于前牙来讲,咬合面的预备包括切端的预备与舌侧窝的预备。

切端预备时先进行深度指示沟的预备,此时注意前牙远中切角处的预备量,然后均匀磨除切端组织,当然切端组织的磨除量同天然牙齿的切端透明度相关,切端透明度较大时需多磨除些牙体组织,为技工再现切端的美学特征提供空间,预备完成后使用导板观察切端预备量的情况。

切端磨除使用直径为 1.4mm 的柱形、粗颗粒的金刚砂车针进行。

舌侧窝的预备使用橄榄形的车针进行,均匀磨除舌侧窝的牙体组织,预备完成后使用导板观察预备量的情况。

咬合面的预备主要注意预备空间是否充足均匀,还要注意咬合面的预备形态与最终修复体(诊断蜡型)的形态相适应。

五、肩台预备

肩台预备就是确定预备体的边界形态,这个边界要求清晰、连续、均匀,并与周围组织相适应(图 7-23 ~ 7-28)。不同材料、印模方法、加工工艺的修复体对于肩台的要求不同,本书中为满足 CEREC CAD/CAM 玻璃陶瓷全冠预备要求的凹形肩台,宽度大于 0.8mm。

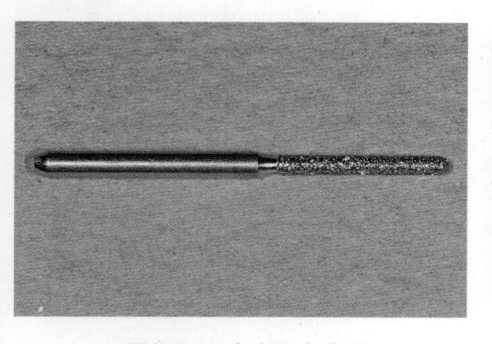

图 7-23   肩台预备车针

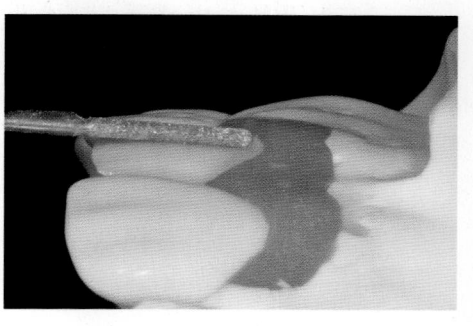

图 7-24   车针使用情况

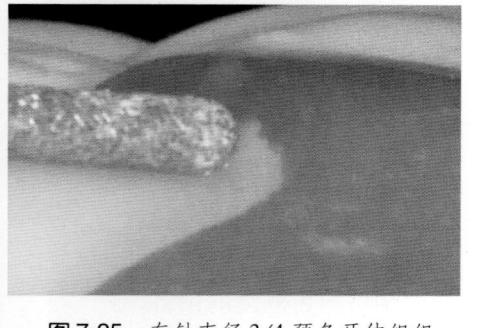

图 7-25   车针直径 3/4 预备牙体组织

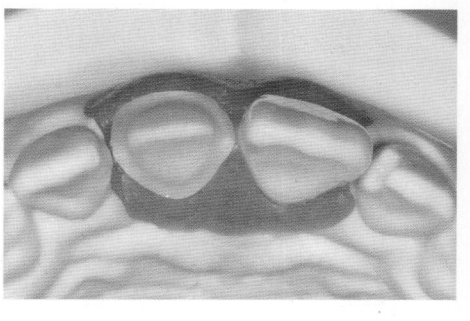

图 7-26   肩台预备完成情况

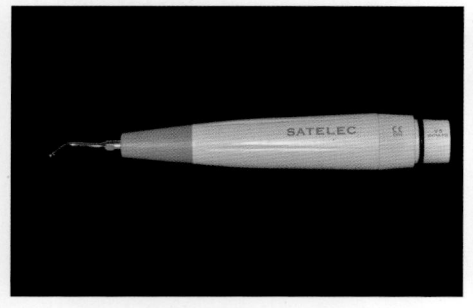

图 7-27   超声预备器械

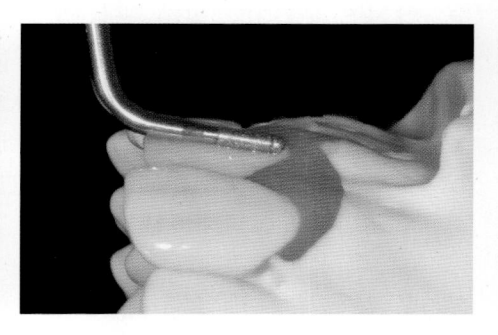

图 7-28   超声器械预备肩台

肩台预备的预备车针是直径为 1.2mm 的柱形、边缘圆钝的标准颗粒的金刚砂车针,采用车针直径进入 3/4 的方法进行预备。

预备时沿着预备好的颈部定位沟预备,预备时注意软组织的保护和适应牙龈缘形态。为了避免预备龈下边缘时牙龈组织的损伤,可在预备前先进行排龈,当然也可以采用非旋转类的超声器械进行肩台的预备。在进行肩台预备时需要使用放大镜,确保获得一个清晰、连续、均匀的肩台形态及最大程度地保护牙龈组织。

六、精修抛光

精修抛光的目的就是去除预备体的所有过锐线角,连续预备体,满足预备要求的聚合度,并达到光滑的预备面。使用细颗粒的金刚砂车针和钨钢车针,达到最终完成前还要使用抛光软盘进行抛光(图 7-29 ~ 7-38)。

使用细颗粒的、与肩台预备车针同形态的车针进行预备体精修,目的为去除锐利的线角、尖端并形成 2° ~ 5° 的聚合度。

抛光用钨钢车针的使用与金刚砂车针有一些不同。金刚砂车针的最适宜转速是 200 000 转/分,而钨钢车针的最适宜转速是 20 000 转/分,相差 10 倍,因此在进行钨钢车针抛光前先调整转速。钨钢车针主要用来抛光预备体,转

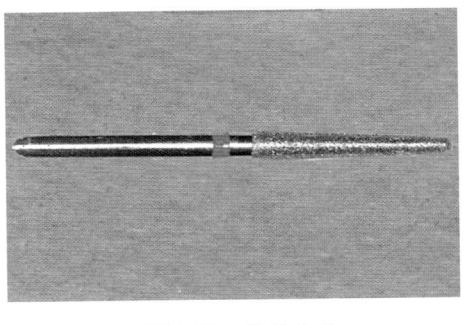

图 7-29　精修车针

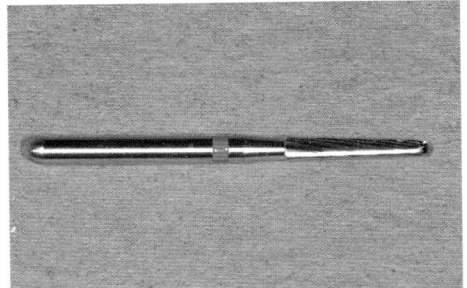

图 7-30　抛光钨钢车针

图 7-31　金刚砂车针转速

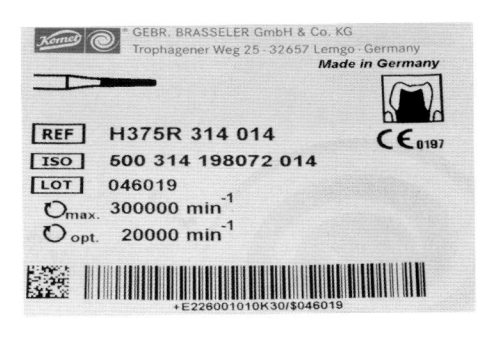

图 7-32　钨钢车针转速

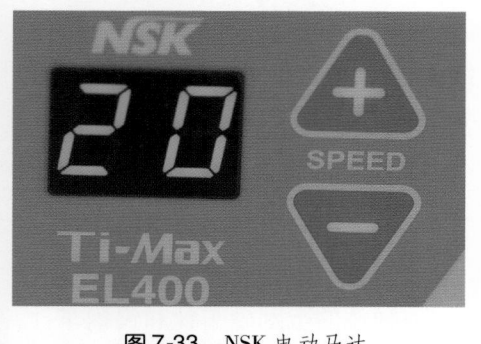

图 7-33 NSK 电动马达
转速调节为 200 000 转/分

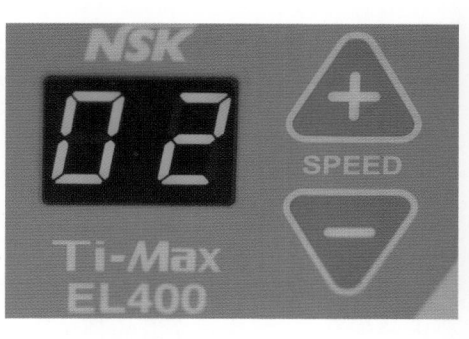

图 7-34 NSK 电动马达
转速调节为 20 000 转/分

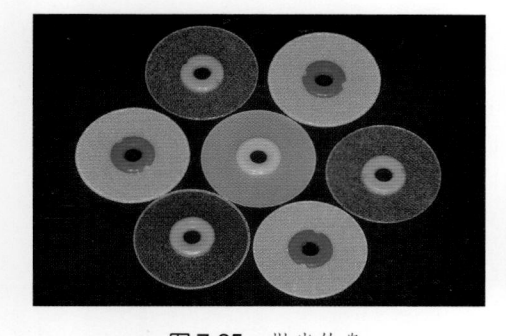

图 7-35 抛光软盘

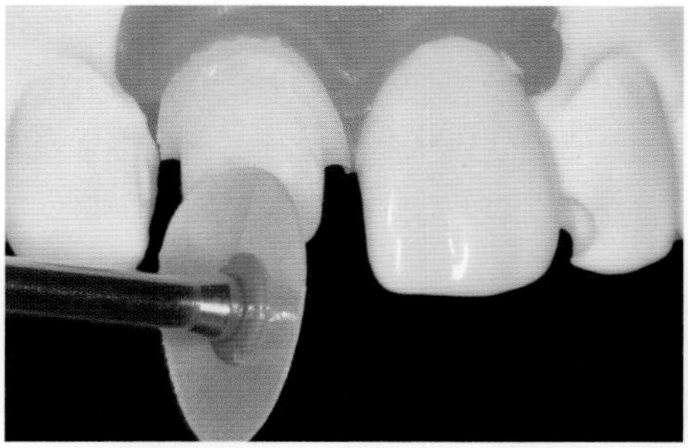

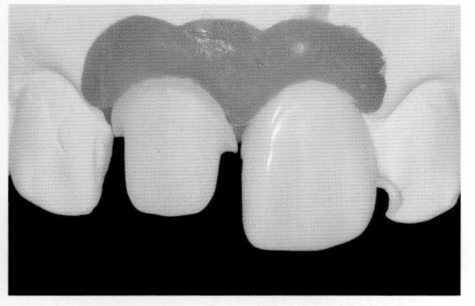

图 7-36 抛光软盘抛光预备体

图 7-37 预备完成后唇面观

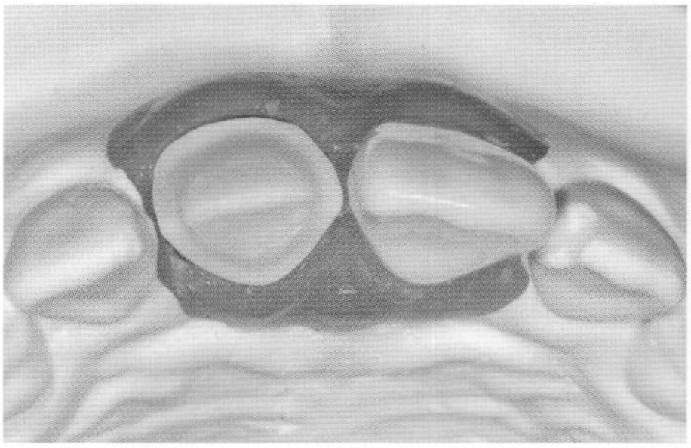

图 7-38 预备完成后切端观

速过大可造成牙体组织不必要的磨除。

在最终修复体完成前还要使用抛光软盘对各预备面和肩台进行抛光。

第八章 瓷贴面的预备

瓷贴面有多种预备方式,根据临床需要选择。
瓷贴面的加工方式、材料种类不同决定预备方式存在差别。
瓷贴面的预备需严格控制预备量。
瓷贴面的预备建议全程使用放大镜。

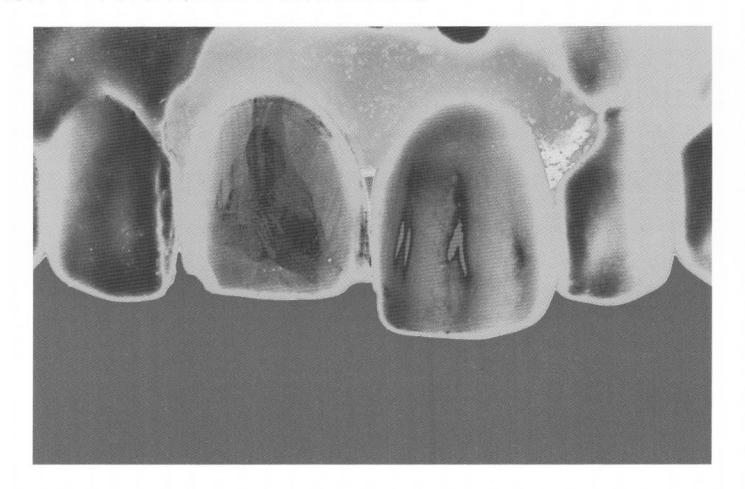

瓷贴面的典型预备方式包括开窗式、对接式和包绕式三类,应根据临床具体情况选择不同的预备方法。

从牙体组织保存情况来看,开窗式牙体组织磨除量最少,包绕式最多。从就位道方向考虑,开窗式可从唇面直接就位,对于就位道的控制较容易;对接式从唇面或45°方向就位,需注意近远中面的预备,控制就位道;包绕式完全从切端就位,必须保证在就位道方向上没有倒凹。

在仅需要颜色改变的病例中,开窗式或对接式的牙体预备方式较常用。对牙齿长度进行改变、需要关闭散在间隙的情况,对接式是推荐的预备方式。在某些对接式牙体预备病例中时,为了避开咬殆接触区,需要进行包绕式的预备。对于牙颈部缩窄的病例,开窗式的预备不能关闭颈部黑三角,为了避免形成就位道方向上的倒凹,包绕式的预备方式需要磨除较多的牙体组织,因此,只能选择对接式的预备方式。

在临床实际工作中,对接式是最常用的牙体预备方式,开窗式其次,包绕式使用最少。当然还有很多牙齿采用更灵活的非典型的预备形式。

下面以金霸王车针、电动马达1:5增速机头进行 CEREC CAD/CAM 标准玻璃陶瓷对接式瓷贴面的牙体预备,其预备要求:切端预备量大于1.5mm、轴面大于0.5mm,肩台宽度大于0.5mm 的浅凹形。

一、对接式瓷贴面牙体预备

(一) 分离

分离的目的是消除邻间隙的干扰,放置硅橡胶导板,并且完成邻面的预备(图8-1~8-4)。使用的工具是直径为1.0mm、尖端变窄的柱形标准颗粒金刚砂车针,方法就是沿着牙齿的邻面从唇侧向舌侧磨除牙体组织。

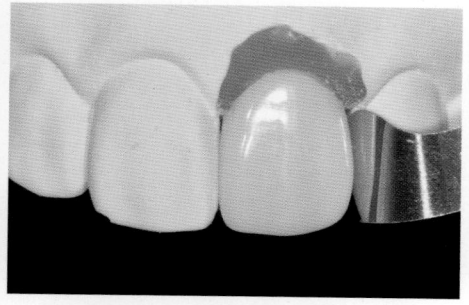

图8-1 使用邻面成形片保护邻牙

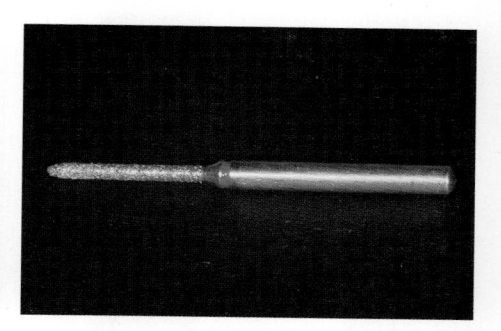

图8-2 分离使用车针

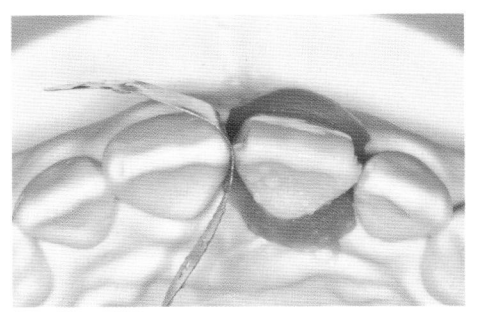

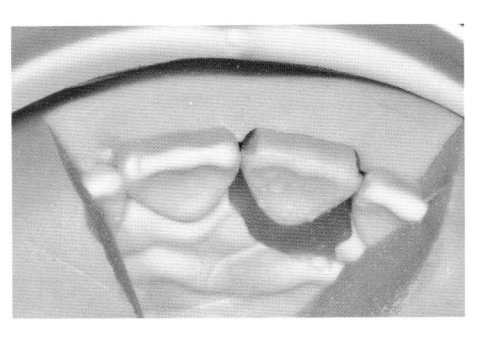

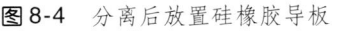

图8-3　分离后影像　　　　　　图8-4　分离后放置硅橡胶导板

在此预备过程中需要注意两点：

1. 注意邻牙保护,使用成形片放置于邻牙邻面保护邻牙；

2. 邻面的预备程度,不需完全打开邻间隙,只预备至接触区的一半。邻面预备完成之后放置硅橡胶导板检查就位情况。

（二）轴面预备

轴面预备是为修复体提供轴面空间(图8-5～8-8)。在预备之前先进行深度指示沟的磨除,使用硅橡胶导板查看定位沟深度,磨除后再使用导板观察间隙的情况,对不均匀、不充足的情况进行修整,直至满足临床要求。

使用直径1.0mm柱形的金刚车针半径进入牙体组织,进行深度指示沟的磨除,标准牙体预备也可使用定位车针进行定位沟的预备。轴面组织的大量磨除使用直径1.4mm的柱形、尖端135°斜面的标准颗粒金刚砂车针磨除,提高牙体组织磨除效率,尖端缩窄的设计可保护牙龈组织。

轴面预备注意避免损伤牙龈,预备体的唇面形态要同天然牙的唇面形态相一致,把牙齿的唇面分为切1/2和颈1/2进行预备,即可形成要求的弧形预备面。为了获得良好的美学效果,轴面预备时近远中面的牙颈部应向舌侧深入一

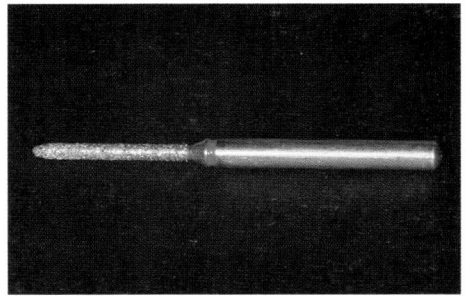

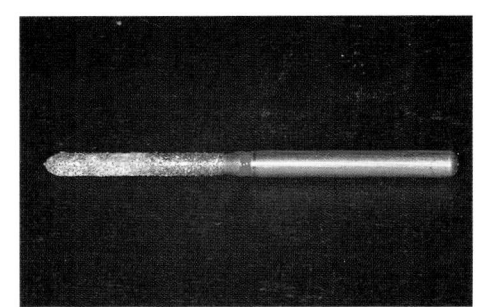

图8-5　深度指示沟预备车针　　　　　图8-6　轴面组织磨除车针

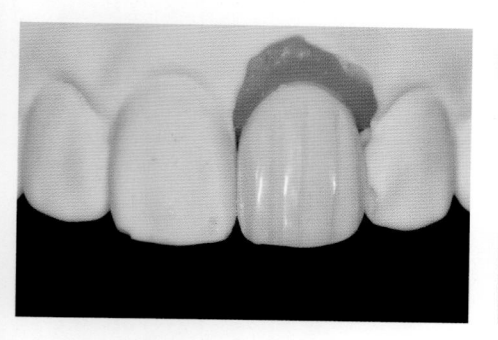

图 8-7　深度指示沟

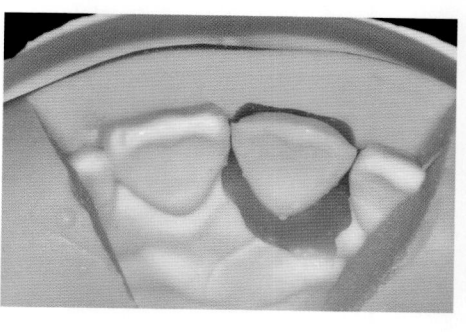

图 8-8　唇面牙体组织预备

些,达到与邻面预备相同的深度,并与邻面的预备连续。

（三）切端预备

先进行深度指示沟的预备,预备时注意前牙远中切角处的预备量,切端透明度较大时需多磨除些牙体组织,为技工再现切端的美学特征提供空间,预备完成后使用导板观察切端预备量的情况(图 8-9 ~ 8-14)。

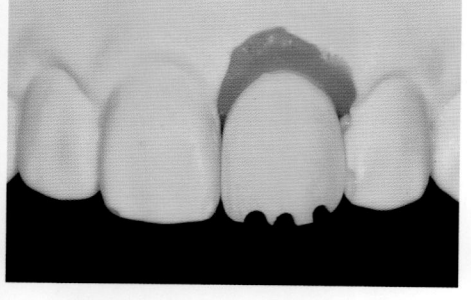

图 8-9　切端预备车针

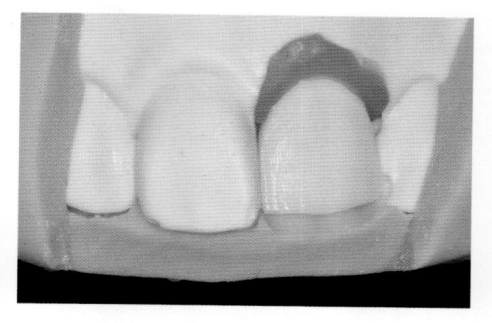

图 8-10　切端近远中预备车针

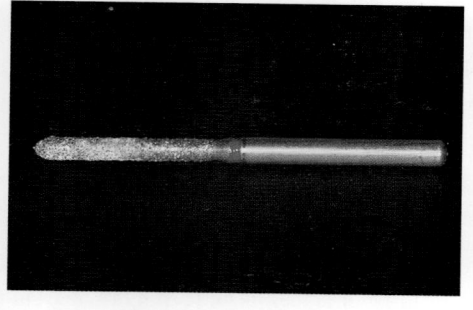

图 8-11　切端指示沟预备情况

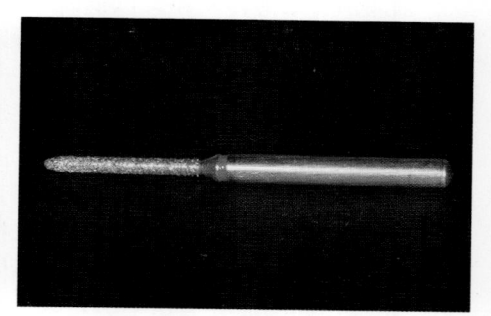

图 8-12　导板查看切端预备量

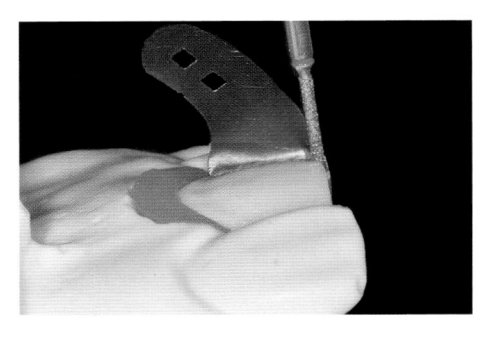

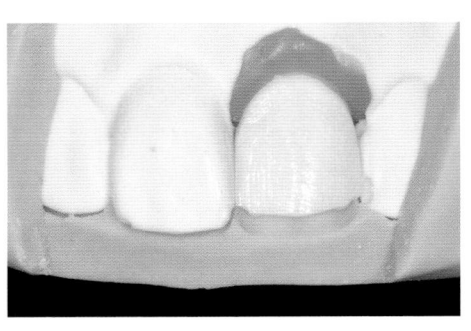

图 8-13 预备切端近、远中　　　图 8-14 导板查看预备空间

切端磨除使用直径为 1.4mm 的柱形、粗颗粒的金刚砂车针进行。

对于对接式瓷贴面的牙体预备,为了保证修复后修复体的近、远中达到更好的修复效果,可在近、远中位置适当多磨除一些牙体组织。此时使用直径为 1.0mm 的柱形、粗颗粒的金刚砂车针进行预备,预备时要使用成形片保护邻牙。

(四) 肩台预备

CEREC CAD/CAM 玻璃陶瓷贴面肩台的要求:浅凹状肩台,宽度大于 0.5mm。肩台预备的预备车针是直径为 1.2mm 的柱形、边缘圆钝的标准颗粒的金刚砂车针,采用的是车针直径进入 1/2 的方法进行预备(图 8-15 ~ 8-18)。

预备时注意软组织的保护和适应牙龈缘形态。当预备龈下边缘时,为避免牙龈组织的损伤可在预备前先进行排龈,采用非旋转类的超声器械进行边缘的预备则是更理想的方法。进行肩台预备时建议在放大镜下进行预备,确保获得一个清晰、连续、均匀的肩台形态。

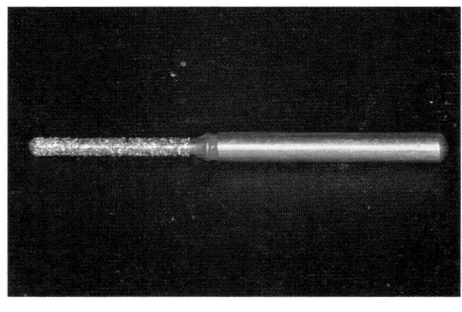

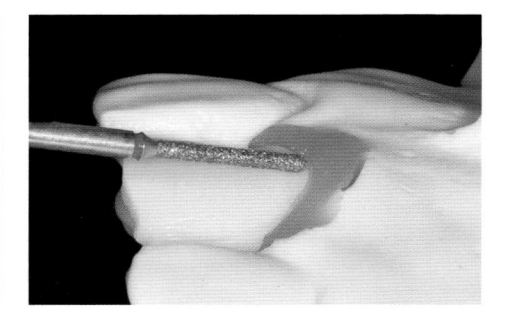

图 8-15 肩台预备车针　　　图 8-16 车针使用情况

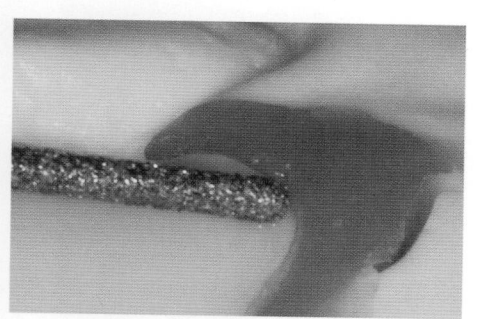

图 8-17　车针直径 1/2 预备牙体组织

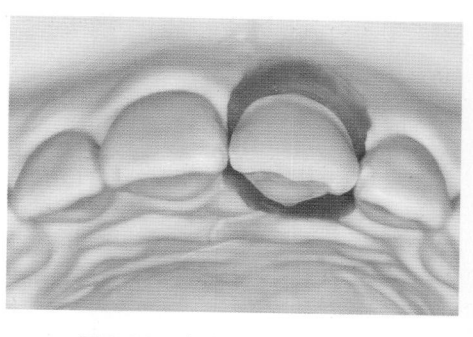

图 8-18　肩台预备完成情况

（五）抛光

抛光的目的就是去除所有预备体的过锐线角，连续预备体（图 8-19～8-22）。使用的工具是钨钢车针和抛光软盘。

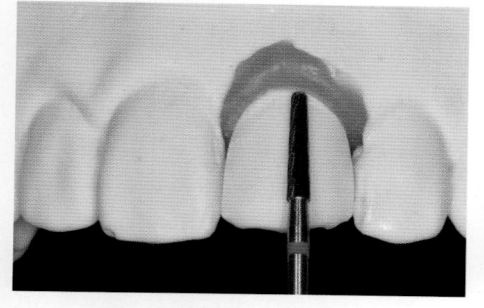

图 8-19　钨钢车针抛光预备体

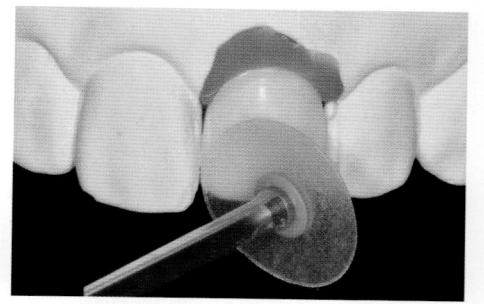

图 8-20　抛光软盘抛光预备体

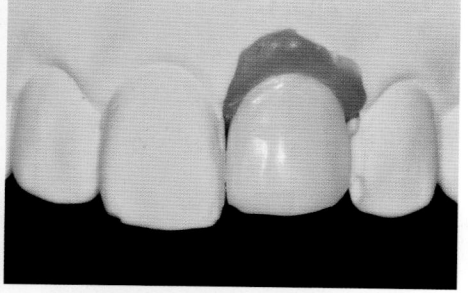

图 8-21　抛光后唇面观

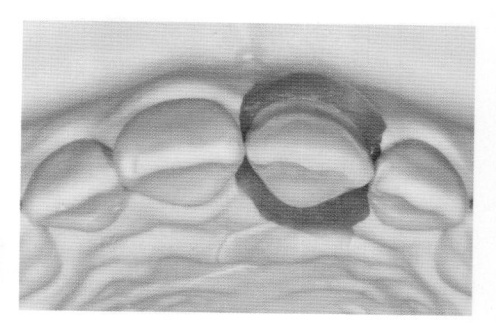

图 8-22　抛光后切端观

调整增速手机的转速。先使用钨钢车针对各预备面和肩台进行抛光,注意点、线角的圆钝。最后使用抛光软盘对各预备面进行细致的抛光。

国内还没有金霸王公司的钨钢车针出售,因此本书中使用的钨钢车针是固美公司的钨钢车针。

二、开窗式瓷贴面牙体预备

(一) 分离

预备方法与对接式相同(图8-23,图8-24)。

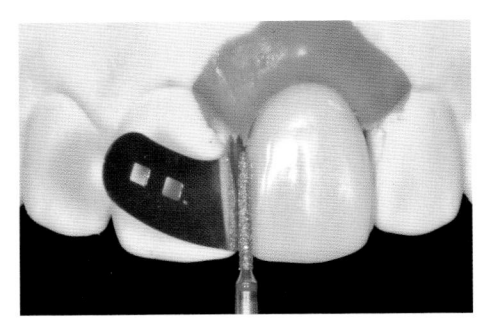

图8-23 分离

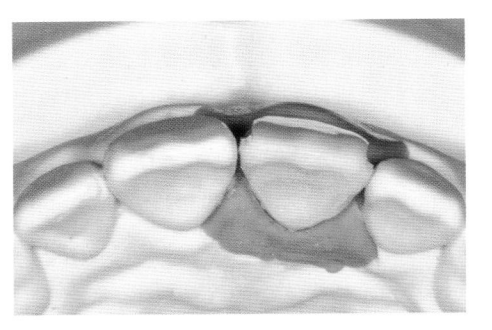

图8-24 分离预备后

(二) 轴面预备

预备方法与对接式相同(图8-25,图8-26)。

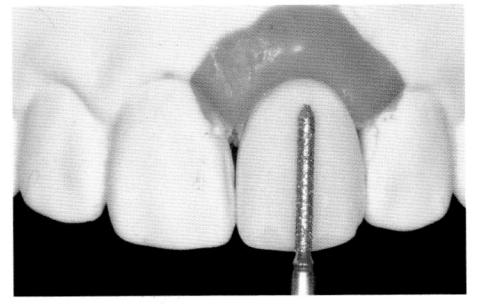

图8-25 轴面预备

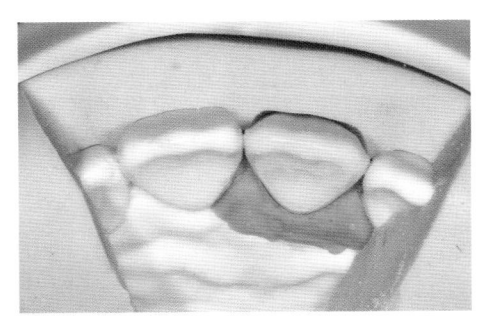

图8-26 导板查看预备空间

（三）肩台预备

预备方法与对接式相同（图 8-27，图 8-28）。

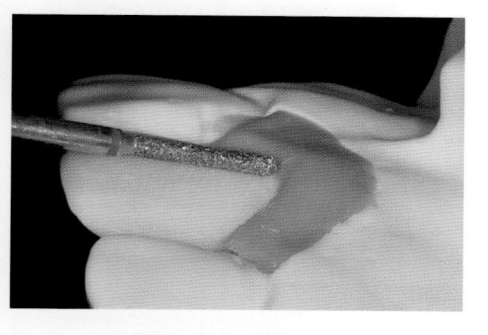

图 8-27 肩台预备

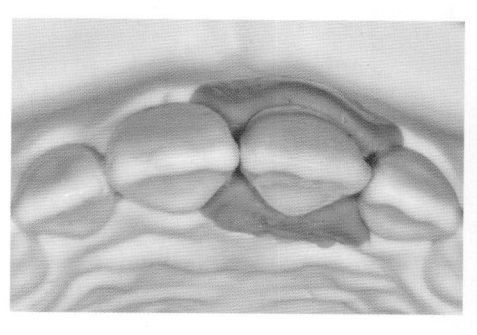

图 8-28 肩台预备后

（四）切端预备

开窗式瓷贴面的牙体预备的切端预备不需进行切端全层的预备，只是在切端的唇面形成一个浅凹，深度 0.5mm、高度 1mm（图 8-29 ~ 8-32）。

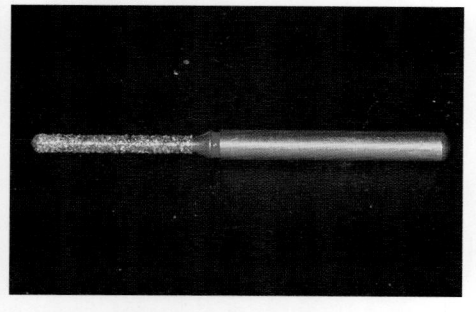

图 8-29 切端预备车针

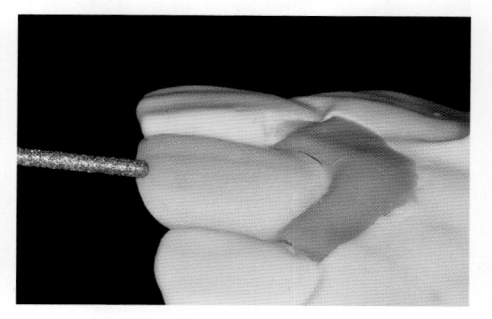

图 8-30 切端预备

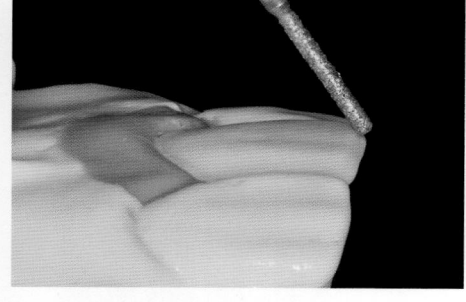

图 8-31 回切

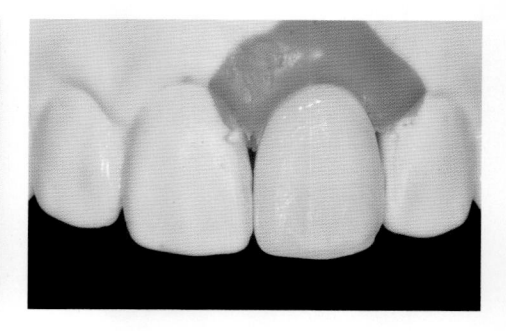

图 8-32 切端预备完成后

使用直径1.2mm、尖端圆钝、柱状的标准颗粒金刚砂车针（肩台预备车针）完成切端的预备。

预备时，车针与牙齿长轴平行，尖端朝向牙齿龈端，沿切缘外形完成，此时注意避免形成影响唇面就位的倒凹。然后车针尖端朝向牙齿切端方向进行回切，去除不必要的倒凹。

（五）　抛光

抛光方法与对接式相同（图8-33～8-36）。

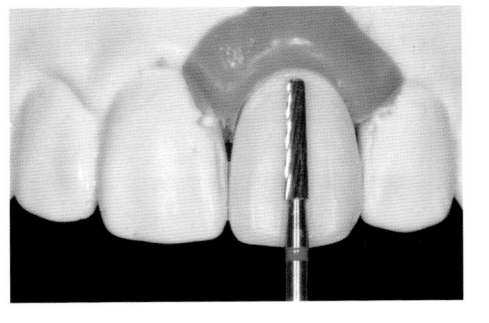

图8-33　抛光唇面

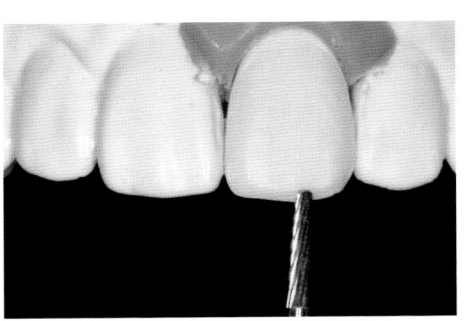

图8-34　抛光切端

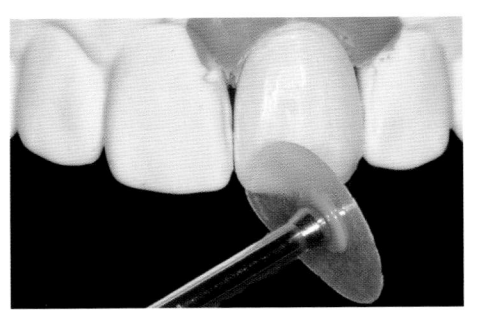

图8-35　抛光软盘抛光

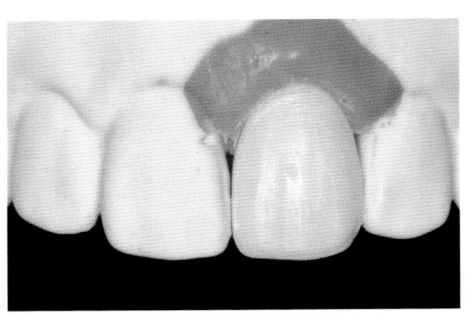

图8-36　预备完成后

三、包绕式瓷贴面牙体预备

分离、轴面、肩台的预备与开窗式、对接式的预备相同。不同之处仅在于切端预备。

切端预备（图8-37～8-40）包含两个阶段，第一阶段与对接式的预备方式相同，先进行切端1.5mm牙体组织的磨除，使用硅橡胶导板查看预备量，第二阶段是在切端的舌侧形成深度 0.5mm 的浅凹,与牙体组织的衔接区域避开咬合接触区。并在近远中面与唇面相连续。

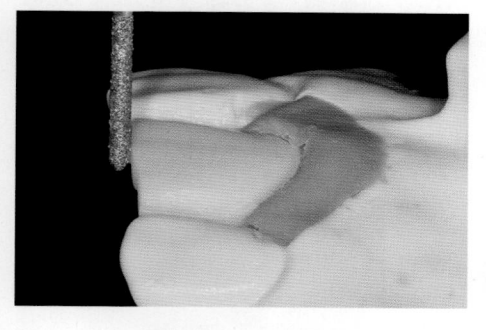

图 8-37 切端磨除

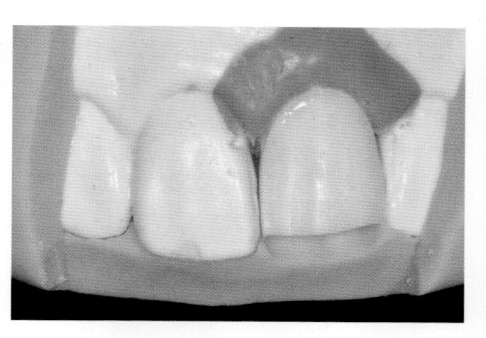

图 8-38 导板查看预备量

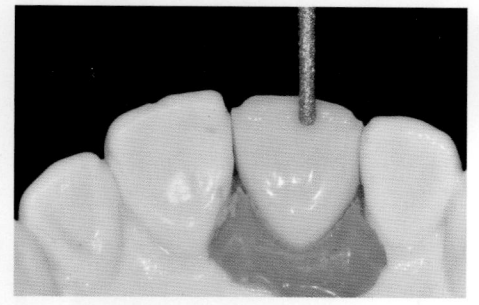

图 8-39 切端舌侧预备

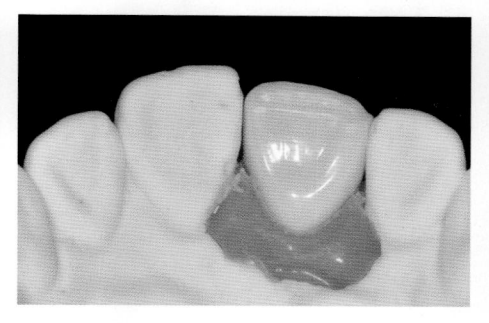

图 8-40 切端舌侧预备完成后

使用直径为 1.4mm 的柱形、粗颗粒的金刚砂车针进行切端磨除。使用直径 1.2mm、尖端圆钝、柱状的标准颗粒金刚砂车针(肩台预备车针)完成切端舌侧的预备。

预备时注意与唇面牙体组织的就位道,避免在唇面颈部形成倒凹影响修复体就位。

抛光方法与开窗式、对接式相同,最后完成预备(图 8-41,图 8-42)。

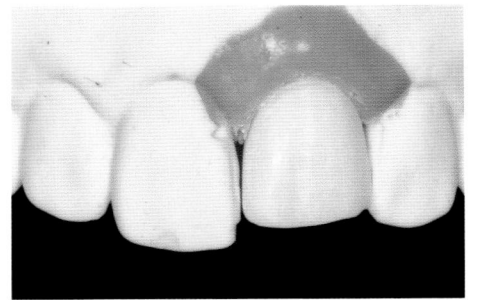

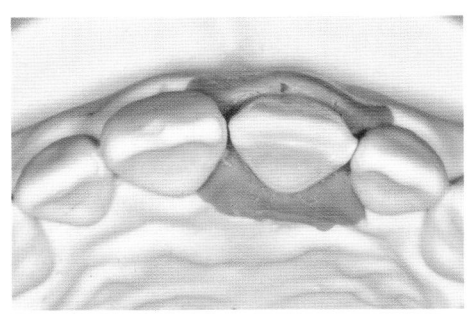

图8-41 预备完成后唇面观 　　　　　图8-42 预备完成

后 记

　　2012年转眼就快过去了,《口腔美学修复牙体预备》这本书也如愿按期交稿了。读者们如果能看到这篇后记,就说明世界还没有毁灭,世界末日还没有到来,让我们一起迎接新一天的太阳吧!

　　2012年发生了不少事情。有些事是希望它发生的,如愿发生了;有些事是没想到会发生的,意外地发生了;有些事是以为肯定会发生,然而,最终,它没有发生;还有些事,是不希望它发生的,我估计它也不太可能会发生,比如,2012的世界末日。

　　希望它发生、如愿发生的事情非常非常多。比如希望每年完成一本《美学修复实用教程》系列丛书,2012年初出版了《纤维桩修复技术》,而且即将重印,现在又完成了这本书的书稿,并且下一本也已经在编写计划内;比如加入美国美容牙医学会(AACD)并参加年会,以及到欧洲著名医生椅旁学习,让我有机会和国际上最高级的美学修复大师亲密接触,似乎是在一片迷茫中找到了前进的方向;比如椅旁CAD/CAM系统的应用,开启了我的美学修复数字化之旅,半年多的实践让我一步步对数字化牙科这个发展方向有了越来越深刻的认识,于是在下一年度的培训计划里,就有了11月份的"数字化美学牙科"主题学习班;再比如种植手术的尝试,虽然只是刚刚开始,但已经对口腔颌面外科医生工作有了更深的理解,他们面临的困难和风险,他们为创造好的修复基础而需要做的努力,自己亲自尝试以后就不会因为种植体位置、方向没达到修复医生的需求而简单地责备搭档的外科医生,当然反过来也能够在制订术前设计方案的时候更多地考虑外科因素,最终目的是使患者能够获得更好的种植修复效果……

　　没想到会发生、意外发生的事情也有一些。比如《实用口腔医学(第四版)》编写计划里,我与孙勇刚老师、胡文杰老师一起成为"口腔医学美学技术"一章的分章主编,《实用口腔医学》这本书的定位是作为北大口腔"传世经典",以往各版本以及本次修订的各分章主编都是各个专业学科的主任和非常德高望重的权威专家,我能入选分章主编,并负责撰写《修复美学》、《口腔临床摄影》两部分内容,真的是非常意外,我的能力得到张震康、俞光岩、徐韬几任院长的认可,更感到非常荣幸；与这件事非常类似的是，我也非常有幸地成为《北京市美容牙科主诊医师考试培训教材》的分册主编，这套丛书由北京市卫生局方来英局长任总主编，将做为即将在 2013 年举办的美容牙科主诊医师认定考试的培训教材，集结了北京市范围内三十多名各专业专家共同撰写，并且编写时间非常紧张，能为北京市美容牙科发展贡献一些力量，我感到非常高兴，同时也感到任务非常艰巨……

以为应该会发生，最终没有发生的事情不多，记忆深刻的就是高级职称答辩，由于病例水平不足、临床摄影不规范、资料准备不充分，未能如愿一次通过。当然很意外，那一刻，如同梦醒。自认为临床、科研、教学等工作基础都非常充分，加之各项工作日程满之又满，所以用于答辩材料准备的时间没有超过 30 分钟。而与之形成鲜明对比的，我对同期准备的北大口腔 70 周年校庆修复论坛发言非常重视，准备总时间绝对不少于 3000 分钟，所以，修复论坛上的发言获得了各层次听众的一致认可，上到国内外大专家老前辈、下到本科生研究生进修生，无不称赞，而职称答辩汇报则被所有评委批评不够认真。没有付出，就没有收获，这是一个颠扑不破的真理。虽然我在之前的几年里付出的一定不比其他参评医生少，但对于答辩这件事，我确实没有付出，因此没有收获也是正常的。不能怪别人，只能从自己身上找原因。真的勇士，直面失败；是条汉子，明年再来。

我还有很多的事情要做，所以不希望世界末日真的到来。大家能看到这篇后记和这本书，就说明我们又一次战胜了"末日"。虽然在 2012 年里我们可能有失败、有挫折，但那一定不是世界末日。让我们一起带着笑容，迎接未来的每一天，迎接超出了玛雅人想象的 2013，继续做我们想做的事情，享受我们的生命！

刘　峰